Técnicas de diagnóstico coproparasitario para veterinarios

Fernando Pazmiño Galarza
Geomara Gissela García Barriga
Stefan Michael Geiger

CADUCEUS

Técnicas de diagnóstico coproparasitario para veterinarios

Editado por: Corporación Ígneo, S.A.C.
para su sello editorial Caduceus
José Olaya 169, Ofic. 504, Miraflores. Lima, Perú
Primera edición, junio, 2026

ISBN: 978-956-424-133-3

Se terminó de imprimir en marzo de 2026 en:
ENOTRIA S.A.
Av. Nicolás Ayllón 2890. Ate, Lima - Perú

www.grupoigneo.com
Correo electrónico: contacto@grupoigneo.com | Teléfono: +51 955 071 270
Facebook: Grupo Ígneo | X: @editorialigneo | Instagram: @grupoigneo

ÍNDICE

SOBRE LOS AUTORES

Fernando Pazmiño Galarza, MVZ, MSc, PhD.

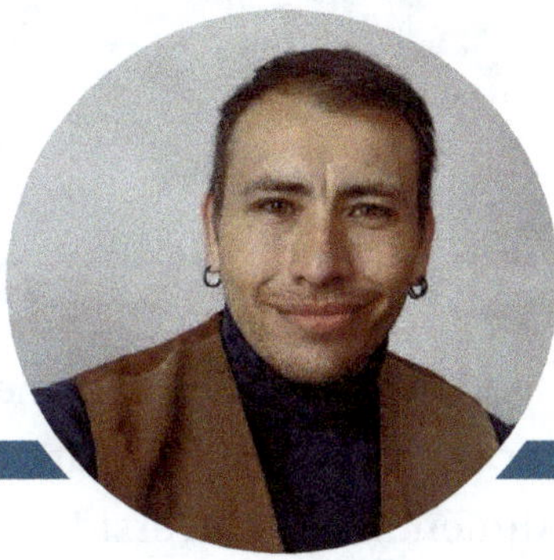

Es médico veterinario zootecnista por la Universidad Central del Ecuador, Ecuador. Obtuvo una maestría en Ciencias Animales, con especialidad en Medicina Preventiva, por la Universidad de Chile, y un doctorado en Parasitología en la Universidad Federal de Minas Gerais. Actualmente es profesor en la Facultad de Medicina Veterinaria y Zootecnia de la Universidad Central del Ecuador, en el Departamento de Parasitología, y docente visitante en la Universidad UTE. Sus áreas de especialización incluyen helmintiasis; diagnóstico; epidemiología y control de enfermedades parasitarias e infecciosas.

Geomara Gissela García Barriga, MVZ, MSc, PhD.

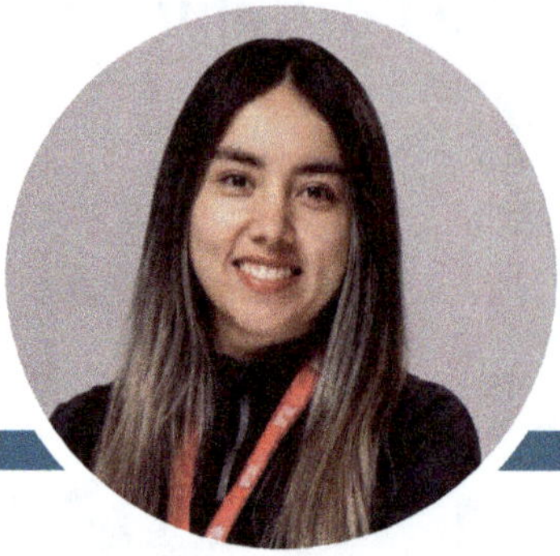

Es médica veterinaria zootecnista por la Universidad Central del Ecuador, Ecuador. Obtuvo una maestría en Agroindustria, con mención en Calidad y Seguridad Alimentaria, por la Universidad de las Américas, y un doctorado en Bienestar Animal en el Instituto de Investigación y Tecnología Alimentarias-Universidad de Barcelona. Actualmente trabaja en el Instituto de Investigación y Tecnología Alimentarias, en el Departamento de Bienestar Animal de animales de matadero. Sus áreas de especialización incluyen diagnóstico; parasitosis en cerdos, aves y conejos; producción avícola.

Stefan Michael Geiger, Biol, MSc, PhD.

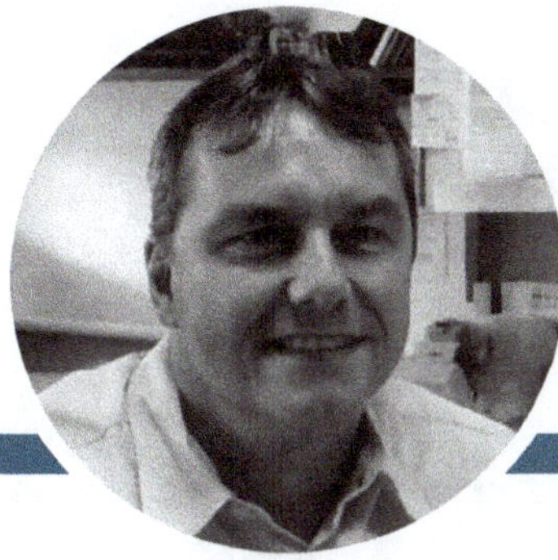

Es licenciado en Ciencias Biológicas por la Universidad de Tübingen, Alemania. Obtuvo una maestría y un doctorado en Zoología, con especialización en Parasitología, en la misma universidad. Realizó una beca posdoctoral en el Instituto René Rachou (Fiocruz). Es investigador visitante y profesor adjunto en la Universidad George Washington (EE. UU.), donde trabaja en la Iniciativa de Vacuna Humana contra la Anquilostomiasis. Actualmente es profesor asociado en la UFMG, en el Departamento de Parasitología. Sus áreas de especialización incluyen helmintiasis; inmunoparasitología; epidemiología y control de enfermedades parasitarias e infecciosas.

Prefacio

El diagnóstico parasitológico veterinario constituye una de las bases fundamentales para la salud animal y, en consecuencia, para la salud pública, debido a la estrecha relación entre animales y seres humanos. Desde tiempos antiguos, la observación de signos clínicos compatibles con la presencia de parásitos en animales domésticos y de producción fue un reto constante para ganaderos, cuidadores y médicos veterinarios. Con el paso del tiempo y gracias al desarrollo científico y tecnológico, este proceso ha evolucionado hasta convertirse en un campo multidisciplinario que integra conocimientos de biología, medicina veterinaria, epidemiología, inmunología y biotecnología, con el objetivo de detectar, identificar y controlar a los agentes parasitarios de manera eficaz.

Los parásitos representan un desafío complejo porque abarcan una gran diversidad de organismos, desde protozoarios microscópicos hasta helmintos de tamaño considerable y ectoparásitos que afectan la piel y los anexos de los animales. Cada grupo presenta particularidades biológicas que condicionan los métodos de diagnóstico y la interpretación de resultados. Por ello, el profesional veterinario debe contar con un sólido conocimiento no solo de las técnicas tradicionales, sino también de las nuevas herramientas que hoy complementan y fortalecen los procesos diagnósticos.

Este libro nace con la intención de convertirse en una guía práctica y teórica que oriente a estudiantes, docentes y profesionales de la medicina veterinaria en el vasto y dinámico campo del diagnóstico parasitológico. A lo largo de este primer volumen y sus capítulos, se abordarán los fundamentos básicos de la parasitología veterinaria y las principales técnicas coproparasitológicas que se emplean en la actualidad. Cada sección estará acompañada de ejemplos aplicados a especies de interés veterinario, tanto de animales de compañía como de producción, con el fin de ilustrar los hallazgos diagnósticos más frecuentes y su relevancia clínica.

Un examen parasitológico no puede interpretarse de manera aislada, ya que los resultados adquieren mayor valor cuando se consideran factores como la especie hospedadora, la edad del animal, su sistema de manejo, las condiciones ambientales y la interacción con otras especies. Este enfoque integral permite no solo confirmar la presencia de un parásito, sino también comprender su impacto en la salud animal, la productividad y el riesgo de transmisión a seres humanos en el caso de zoonosis.

Asimismo, se resaltará la necesidad de estandarizar y validar las técnicas de diagnóstico en los laboratorios veterinarios, garantizando la precisión y confiabilidad de los resultados. La formación de profesionales competentes en esta área implica fomentar la capacidad crítica, la rigurosidad científica y la habilidad para integrar los hallazgos de laboratorio con la realidad clínica y epidemiológica.

En definitiva, este libro busca ser un puente entre el conocimiento académico y la práctica profesional. Su propósito no se limita a describir técnicas, sino a invitar a la reflexión sobre el papel del diagnóstico parasitológico en el control de enfermedades, en la mejora de la salud y el bienestar animal y en la protección de la salud pública. Usted, estimado lector, encontrará aquí una herramienta de consulta y aprendizaje que, sin duda, contribuirá a enfrentar los retos actuales y futuros de la medicina veterinaria en el ámbito de la parasitología.

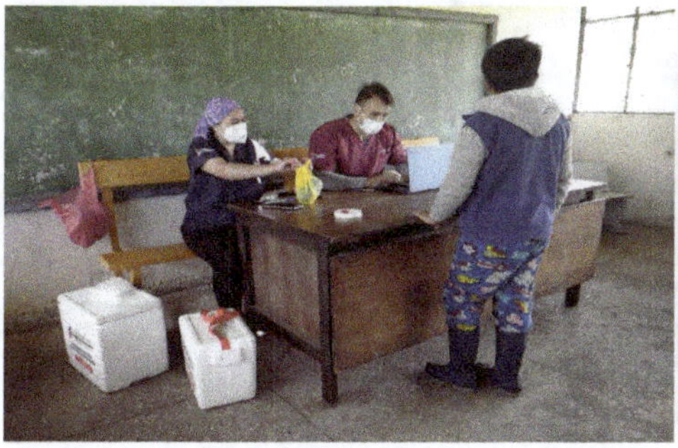
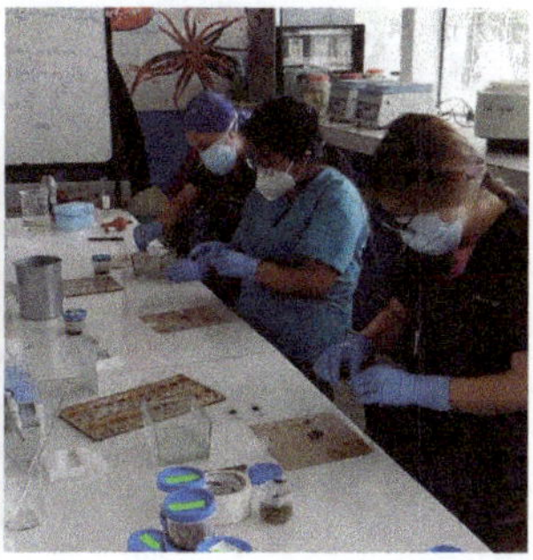

Dr. Fernando Pazmiño

Agradecimientos

Queremos expresar nuestro más sincero y profundo agradecimiento a las autoridades de la **Universidad Central del Ecuador** y de la **Universidad UTE**, cuyo respaldo ha sido fundamental para la elaboración y publicación del presente libro sobre análisis coproparasitario. Este esfuerzo académico no habría sido posible sin el compromiso de ambas instituciones con la formación profesional, la investigación científica y el desarrollo de la medicina veterinaria en el país.

La Universidad Central del Ecuador, con su tradición histórica y su constante impulso hacia la excelencia académica, ha brindado un espacio invaluable para la construcción de conocimiento, fomentando el pensamiento crítico y el rigor científico en cada etapa del proceso. Por su parte, la Universidad UTE, con su visión innovadora y su apoyo constante a la investigación aplicada, ha aportado significativamente al fortalecimiento de esta iniciativa, integrando el trabajo académico con la práctica profesional.

A ambas universidades y a sus autoridades, agradecemos la confianza depositada en nuestro equipo y el reconocimiento a la importancia del diagnóstico coproparasitario como herramienta clave en la salud animal y la prevención de zoonosis. Este libro es fruto de una labor conjunta y del compromiso con la educación superior en beneficio de la sociedad.

» CAPÍTULO I

Introducción

El diagnóstico veterinario en la historia

El diagnóstico parasitario ha acompañado a la humanidad desde tiempos remotos, pues la relación entre los parásitos y el ser humano es tan antigua como la historia misma. Desde las primeras civilizaciones, los efectos de las parasitosis fueron observados en la salud, la productividad y la supervivencia, lo que impulsó el desarrollo progresivo de métodos empíricos y, posteriormente, científicos para su identificación. Las primeras evidencias del estudio de parásitos provienen de hallazgos arqueológicos en momias egipcias, donde se identificaron huevos de helmintos en restos fecales y tejidos, demostrando que enfermedades como la esquistosomiasis afectaban a poblaciones antiguas. Asimismo, en tablillas mesopotámicas y textos hipocráticos se describieron síntomas compatibles con infecciones parasitarias, vinculando por primera vez la observación clínica con posibles causas biológicas.

Durante la Edad Media, el conocimiento parasitológico permaneció limitado por concepciones mágicas o religiosas de la enfermedad, aunque algunos tratados médicos ya describían la presencia de gusanos intestinales observados a simple vista. Con la invención del microscopio en el siglo XVII por Anton van Leeuwenhoek se produjo un cambio trascendental: por primera vez fue posible visualizar protozoos y estructuras microscópicas en muestras biológicas, lo que marcó el inicio formal de la parasitología como ciencia. Sus observaciones de *Giardia lamblia* y otros organismos abrieron un campo antes desconocido y sentaron las bases para la descripción morfológica de numerosos parásitos.

El siglo XIX trajo consigo un avance notable gracias a la consolidación de la microbiología y la histopatología. Investigadores como Rudolf Virchow y Robert Koch contribuyeron indirectamente al estudio parasitológico mediante la aplicación de técnicas de tinción y microscopía óptica avanzada. Paralelamente, se desarrollaron métodos coproparasitarios sencillos, como el examen directo en fresco, que permitían visualizar huevos y quistes en muestras fecales. Posteriormente, técnicas de concentración por flotación y sedimentación, introducidas en el siglo XX, mejoraron la sensibilidad diagnóstica y se convirtieron en pilares del diagnóstico parasitario.

A mediados del siglo XX, la estandarización de técnicas como Kato-Katz, Ritchie y Baermann Moraes permitió el análisis cuantitativo y cualitativo de diversas infecciones, facilitando estudios epidemiológicos y programas de control de enfermedades parasitarias en humanos y animales. Estas metodologías, aunque simples, revolucionaron la salud pública en regiones endémicas al brindar información sobre prevalencia e intensidad de infección.

Con la llegada de la biología molecular y la inmunología en la segunda mitad del siglo XX y principios del XXI, el diagnóstico parasitario experimentó otra transformación. Técnicas como la reacción en cadena de la polimerasa (PCR), ELISA y pruebas rápidas inmunocromatográficas han permitido una detección más sensible y específica, incluso en infecciones subclínicas. Sin embargo, estas herramientas de alta tecnología conviven aún con métodos clásicos, ya sean cualitativos o cuantitativos, especialmente en contextos rurales o de bajos recursos, donde la microscopía y las pruebas coproparasitarias siguen siendo esenciales por su bajo costo y aplicabilidad.

IMPORTANTE RECORDAR

En la historia de la parasitología veterinaria se han documentado hallazgos de huevos de parásitos tanto en restos paleontológicos de dinosaurios como en momias egipcias con una antigüedad superior a los 3000 años. Asimismo, se ha evidenciado que los caballos en la época del Imperio Romano estaban afectados por *Strongylus vulgaris.*

Técnicas cualitativas de diagnóstico

El diagnóstico parasitológico veterinario constituye un pilar fundamental para la identificación de agentes etiológicos responsables de enfermedades que afectan tanto a animales de compañía como a animales de producción. Dentro de las múltiples metodologías disponibles, las técnicas cualitativas representan la primera arma en la detección y reconocimiento de parásitos, ya que permiten establecer su presencia en diferentes tipos de muestras biológicas sin necesariamente cuantificar la intensidad de la infección. Estas técnicas, aplicadas de manera correcta, facilitan la toma de decisiones clínicas, contribuyendo a la mejora de la salud animal y a la prevención de zoonosis.

Las técnicas cualitativas de diagnóstico se centran en la identificación de estructuras parasitarias como huevos, ooquistes, quistes, larvas o trofozoítos mediante procedimientos relativamente sencillos y de bajo costo. Ejemplos clásicos incluyen el examen directo con solución salina, el método de flotación simple y centrífuga, la sedimentación espontánea o modificada, etc. Estas metodologías constituyen herramientas de gran valor en laboratorios de diagnóstico, especialmente en regiones con recursos limitados, donde su accesibilidad y bajo requerimiento de infraestructura las convierten en la opción más viable.

En el ámbito de la medicina veterinaria, las técnicas cualitativas no solo tienen relevancia clínica, sino también epidemiológica. Su uso permite establecer prevalencias de infección en poblaciones animales, identificar factores de riesgo asociados y diseñar programas de control y prevención. Además, su aplicación resulta esencial en la enseñanza de la parasitología veterinaria, ya que brinda a los estudiantes competencias prácticas para reconocer parásitos bajo el microscopio y correlacionar los hallazgos con cuadros clínicos.

No obstante, estas técnicas presentan limitaciones. Entre las más destacadas se encuentran la baja sensibilidad en infecciones leves, la dificultad en la diferenciación de especies morfológicamente similares y la dependencia del observador para una correcta identificación. En este sentido, se enfatiza la importancia de capacitar adecuadamente al personal técnico y profesional para reducir el riesgo de errores diagnósticos.

IMPORTANTE RECORDAR

La técnica de Willis fue utilizada en la década de 1930 para documentar brotes de ascariasis en poblaciones escolares en Europa, mientras que el método de Ritchie ha sido clave en Latinoamérica para la detección de *Entamoeba histolytica* y *Giardia duodenalis* en estudios de salud pública.

Técnicas cuantitativas de diagnóstico

Las técnicas cuantitativas de diagnóstico coproparasitario constituyen una herramienta fundamental en parasitología clínica y veterinaria, ya que permiten no solo identificar la presencia de parásitos, sino también estimar la intensidad de la infección mediante el conteo de huevos, ooquistes o quistes presentes en una muestra fecal. Este enfoque es especialmente importante en estudios epidemiológicos, en programas de control de helmintos transmitidos por el suelo y en la evaluación de la eficacia de tratamientos antiparasitarios.

Históricamente, estas técnicas surgieron como respuesta a la necesidad de medir la carga parasitaria, diferenciándose de los métodos cualitativos que se limitan a la detección. Entre las más utilizadas se encuentran la técnica de McMaster, de Kato-Katz, Stoll y las variaciones de flotación y sedimentación cuantitativa. La técnica de McMaster, ampliamente aplicada en medicina veterinaria, se basa en el uso de cámaras de recuento que permiten calcular los huevos por gramo de heces (hpg). Por su parte, Kato-Katz se considera el estándar de oro en el diagnóstico de helmintos intestinales en humanos, recomendado por la OMS para programas de control de esquistosomiasis y geohelmintiasis.

El uso actual de estas técnicas se extiende tanto en medicina humana como veterinaria. En humanos, son empleadas para monitorear la prevalencia e intensidad de helmintos intestinales en comunidades endémicas, facilitando la toma de decisiones en salud pública. En medicina veterinaria, resultan esenciales para evaluar la carga parasitaria en rumiantes, equinos, porcinos y aves, lo que contribuye a diseñar estrategias de desparasitación racionales y reducir el riesgo de resistencia a antihelmínticos. Además, son herramientas clave en investigación, ya que permiten comparar la eficacia de nuevas terapias y vacunas.

IMPORTANTE RECORDAR

La técnica de Kato-Katz, introducida en 1972, se consolidó como el estándar de la Organización Mundial de la Salud para cuantificar infecciones por geohelmintos y esquistosomas.

Entre las ventajas de las técnicas cuantitativas destacan su simplicidad, bajo costo, aplicabilidad en estudios de campo y la capacidad de generar información numérica útil para evaluar la intensidad de la infección. Esto es crucial, ya que la carga parasitaria se asocia con la gravedad clínica de la enfermedad, la transmisión y la respuesta al tratamiento. Asimismo, permiten establecer umbrales epidemiológicos y orientar intervenciones a gran escala.

Sin embargo, presentan desventajas importantes. La sensibilidad puede ser baja en infecciones leves o en casos con eliminación intermitente de huevos. Además, requieren personal entrenado para la correcta preparación, lectura e interpretación de las muestras. Algunas técnicas, como Kato-Katz, presentan limitaciones en la conservación de muestras y en la detección de parásitos con huevos frágiles. La variabilidad entre observadores y la necesidad de equipo básico de laboratorio también representan obstáculos en contextos con recursos limitados.

Tabla 1. Algunas técnicas de diagnóstico coproparasitario utilizadas en la clínica cotidiana

Procedimiento	Nombre de la técnica	Tipo
Flotación	Flotación de Willis	Cualitativa
Flotación	Flotación de Faust	Cualitativa
Concentración	Harada Mori	Cualitativa
Concentración	Baermann-Moraes	Cualitativa
Concentración	Ritchie (formol - éter)	Cualitativa
Concentración	Sedimentación en copas	Cualitativa
Flotación	McMaster	Cuantitativa
Flotación	Flotac	Cuantitativa
Concentración	Kato-Katz	Cuantitativa

Bibliografía

Ayana, M., Vlaminck, J., Cools, P., Ame, S. M., Albonico, M., Dana, D., & Vercruysse, J. (2018). Modification and optimization of the McMaster egg counting technique for field-based surveys. *PLoS Neglected Tropical Diseases*, 12(5), e0006652.

Foreyt, W. J. (2013). *Veterinary Parasitology Reference Manual* (5th ed.). Wiley-Blackwell.

García-Rodríguez, A., Pérez, M., & Lozano, C. (2020). Epidemiología de parásitos gastrointestinales en animales domésticos. *Revista de Medicina Veterinaria*, 39(2), 55-67.

Geurden, T., Claerebout, E., & Vercruysse, J. (2021). Current trends in parasite diagnostics in veterinary medicine. *Veterinary Parasitology*, 295, 109467.

Hendrix, C. M., & Robinson, E. (2016). *Diagnostic Parasitology for Veterinary Technicians* (5th ed.). Elsevier.

Katz, N., Chaves, A., & Pellegrino, J. (1972). A simple device for quantitative stool thick-smear technique in schistosomiasis mansoni. *Revista do Instituto de Medicina Tropical de São Paulo*, 14(6), 397-400.

Maia, C., Campino, L., & Cortes, H. (2020). Parasitological diagnosis: old and new approaches. *Parasitology International*, 76, 102030.

Nunes, R. L., Nunes, F. M., & Carvalho, L. B. (2019). Advances and perspectives in coproparasitological techniques. *Revista Brasileira de Parasitologia Veterinária*, 28(4), 621-630.

Sloss, M. W., Kemp, R. L., & Zajac, A. M. (2019). *Veterinary Clinical Parasitology* (8th ed.). Wiley-Blackwell.

Taylor, M. A., Coop, R. L., & Wall, R. (2016). *Veterinary Parasitology* (4th ed.). Wiley-Blackwell.

Thienpont, D., Rochette, F., & Vanparijs, O. F. (2017). *Diagnosing Helminthiasis by Coprological Examination*. Janssen Research Foundation.

Urquhart, G. M., Armour, J., Duncan, J. L., Dunn, A. M., & Jennings, F. W. (2020). *Veterinary Parasitology* (3rd ed.). Wiley.

WHO. (2019). *Bench Aids for the Diagnosis of Intestinal Parasites*. World Health Organization.

Zajac, A. M., & Conboy, G. A. (2018). *Veterinary Clinical Parasitology* (9th ed.). Wiley-Blackwell.

» CAPÍTULO II

Técnicas cualitativas

Técnicas de flotación

El método de flotación simple, técnica clásica, accesible y de gran utilidad en la práctica clínica y de laboratorio, se encuentra entre los métodos más empleados para la identificación de huevos de helmintos y ooquistes de protozoos en heces. Este método se fundamenta en la diferencia de densidades entre los huevos u ooquistes y las soluciones utilizadas para la flotación. Al emplear soluciones hipersaturadas, como sulfato de zinc, sulfato de magnesio, cloruro de sodio o sacarosa, los elementos parasitarios con menor densidad flotan hacia la superficie, donde son recogidos y posteriormente examinados al microscopio. Esta propiedad permite separar los elementos parasitarios de los restos de materia fecal, facilitando su observación e identificación.

La simplicidad del procedimiento es una de sus principales ventajas. El análisis requiere un microscopio simple, un portaobjetos, un portaobjetos, un tamiz y la solución de flotación, lo que lo convierte en una herramienta accesible incluso en laboratorios con recursos limitados. Además, la técnica es rápida y no demanda equipo especializado, permitiendo resultados preliminares en menos de una hora.

No obstante, el método presenta ciertas limitaciones. Los huevos de algunos parásitos, como los de tremátodos y céstodos, poseen una densidad mayor a la de las soluciones comúnmente utilizadas, lo que dificulta su recuperación. Asimismo, la técnica no cuantifica adecuadamente la carga parasitaria, ya que su carácter cualitativo no permite una estimación precisa del número de huevos por gramo de heces; aspecto fundamental en estudios epidemiológicos y de control. En este sentido, métodos como McMaster o Kato-Katz son más apropiados cuando se requiere cuantificación.

A pesar de estas limitaciones, el método de flotación simple sigue siendo una herramienta de primera elección en la clínica veterinaria, principalmente por su bajo costo y facilidad de aplicación. Su uso rutinario contribuye a la detección temprana de parásitos gastrointestinales, lo que permite instaurar tratamientos antiparasitarios adecuados y diseñar programas de control que disminuyen la morbilidad, las pérdidas productivas y el riesgo zoonótico.

Tabla 2. Soluciones sobresaturadas más utilizadas en los procesos de flotación cualitativos y cuantitativos

Solución de flotación	Preparación	Densidad específica (g/mL)	Usos principales
Sulfato de zinc (SO_4Zn)	Ingredientes: • 330 g de SO_4Zn • 1000 ml de agua destilada • Procedimiento: • Colocar el sulfato de zinc en el agua destilada caliente. • Utilizar un agitador manual o magnético a calor suave para disolver el sulfato de zinc en el agua. Debe constatarse la eliminación de cristales en el líquido. • Comprobar la densidad de la solución con un hidrómetro.	1.18-1.20	Quistes de protozoarios (*Giardia*, *Cystoisospora*, *Eimeria*) y huevos ligeros de nemátodos
Sulfato de magnesio ($MgSO_4$)	Ingredientes: • 400 g de $MgSO_4$ (Sal de Epsom) • 1000 ml de agua destilada • Procedimiento: • Colocar el sulfato de magnesio en el agua destilada caliente. • Utilizar un agitador manual o magnético a calor suave para disolver el sulfato de magnesio en el agua. • Comprobar la densidad de la solución con un hidrómetro.	1.20	Nemátodos gastrointestinales y algunos céstodos

Cloruro de sodio (NaCl) saturado	Ingredientes: • 400 g de NaCl • 1000 ml de agua destilada • Procedimiento: • Colocar el cloruro de sodio en el agua destilada tibia. • Utilizar un agitador manual o magnético a calor suave para disolver el cloruro de sodio el agua. Debe constatarse la eliminación de cristales en el líquido. • Comprobar la densidad de la solución con un hidrómetro.	1.18-1.20	Huevos de nematodos y cestodos; menos eficiente para protozoarios
Sacarosa (*Sheather's solution*)	Ingredientes: • 454 g de sacarosa • 355 ml de agua destilada • 6 ml de formaldehído al 40% • Procedimiento: • Incorporar 454 g de sacarosa en 355 ml de agua destilada caliente. • Utilizar un agitador manual o magnético a calor suave para disolver el azúcar en el agua. • Cuando la solución llegue a temperatura ambiente, agregar 6 ml de formaldehído al 40%. • Comprobar la densidad de la solución con un hidrómetro.	1.27-1.30	Ooquistes de coccidios (*Eimeria*, *Cystoisospora*), huevos de helmintos.

IMPORTANTE RECORDAR

La solución de Sheather, de consistencia viscosa, suele ser menos eficiente que otras soluciones como el nitrato de sodio o el cloruro de sodio, ya que permite la flotación de una menor cantidad de huevos; sin embargo, presenta la ventaja de no alterar la morfología de estructuras parasitarias delicadas, como los huevos de Ascaris spp.

A continuación, se citan algunas de las técnicas de flotación más utilizadas en laboratorio y en campo con sus respectivas soluciones de flotación.

Técnica de flotación de Willis

La parasitología ha desarrollado a lo largo del tiempo múltiples métodos para la detección de parásitos intestinales en humanos y animales. Entre ellos, la técnica de Willis, propuesta en 1921 por George H. Willis, constituye uno de los procedimientos más representativos dentro de las técnicas de flotación cualitativa. Su diseño fue motivado por la necesidad de contar con un método sencillo, económico y capaz de mejorar la detección de huevos y quistes de parásitos en muestras fecales, frente a las limitaciones de la observación directa.

La técnica de flotación de Willis es uno de los métodos coproparasitarios más utilizados para el diagnóstico de helmintos y protozoos intestinales. Su principio se basa en el uso de una solución con alta densidad específica (como cloruro de sodio saturado), en la cual los huevos y algunos quistes parasitarios, menos densos que el líquido, ascienden hacia la superficie, quedando disponibles para su recolección y observación microscópica.

Históricamente, la técnica representó un gran avance en la parasitología diagnóstica, ya que permitió reemplazar métodos más rudimentarios con un procedimiento relativamente sencillo y eficaz, aplicable tanto en medicina humana como en veterinaria. Actualmente, sigue siendo empleada en laboratorios de diagnóstico y estudios epidemiológicos, especialmente en regiones endémicas.

IMPORTANTE RECORDAR

La solución de cloruro de sodio, pueden favorecer la formación de cristales durante el procedimiento, lo que dificulta la observación microscópica y, en consecuencia, la correcta identificación parasitaria.

Entre sus ventajas destacan su bajo costo, facilidad de ejecución, rápida obtención de resultados y capacidad para detectar infecciones leves. Además, no requiere equipos sofisticados, lo que la hace accesible en contextos con recursos limitados. Sin embargo, presenta desventajas, como la posible distorsión morfológica de algunos huevos, la ruptura de quistes frágiles y su limitada eficacia para detectar huevos pesados como los de trematodos.

Materiales y reactivos

- Muestra fecal sólida (2 g)
- 1 gradilla
- 1 vaso de precipitación
- 1 agitador
- 1 cernidor
- 1 tubo de ensayo
- 1 portaobjetos
- 1 portaobjetos
- Temporizador

- Microscopio
- Solución saturada de NaCl a 1.2 g/mL
- Yodo Lugol

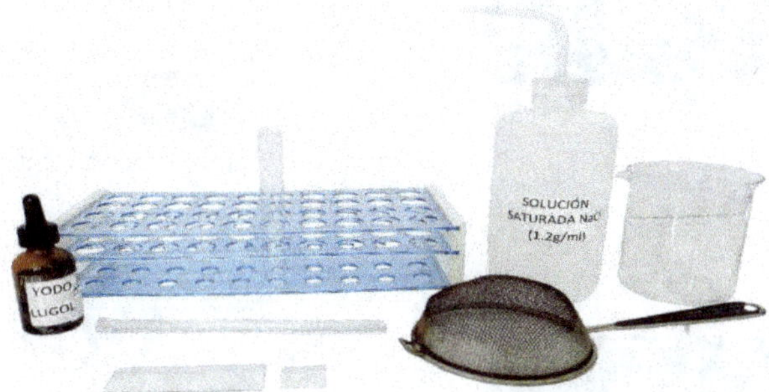

Figura 1. Materiales para realizar la técnica de flotación Willis

Procedimiento

1. Depositar 10 mL de la solución saturada de NaCl (densidad 1.2 g/mL) en un vaso de precipitación.

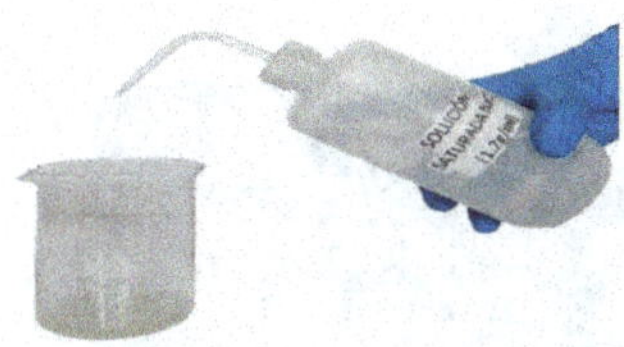

Figura 2. Colocación de solución saturada de NaCl

2. Pesar 2 g de heces fecales frescas.

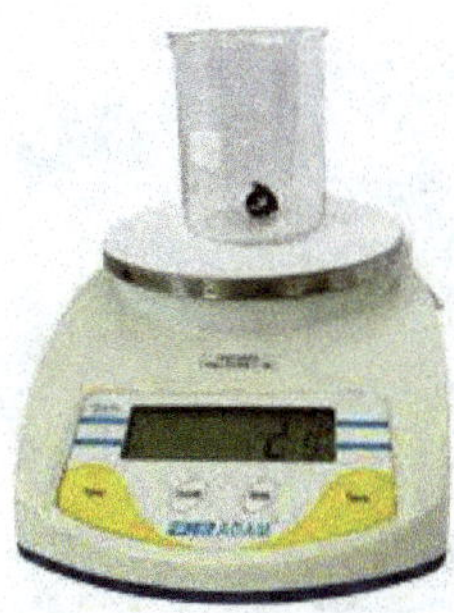

Figura 3. Muestra de heces fecales

3. Depositar las heces pesadas en el vaso de precipitación y homogeneizar.

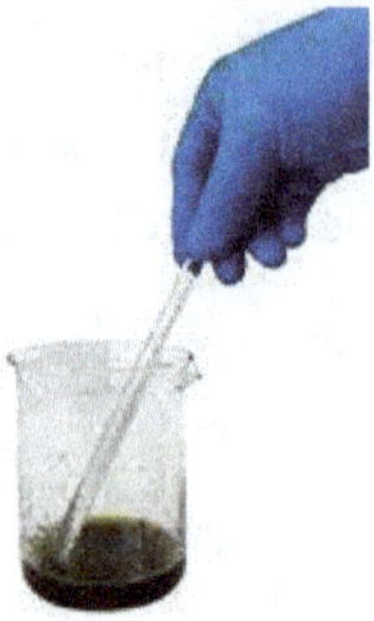

Figura 4. Homogeneización de muestra

4. Filtrar la muestra.

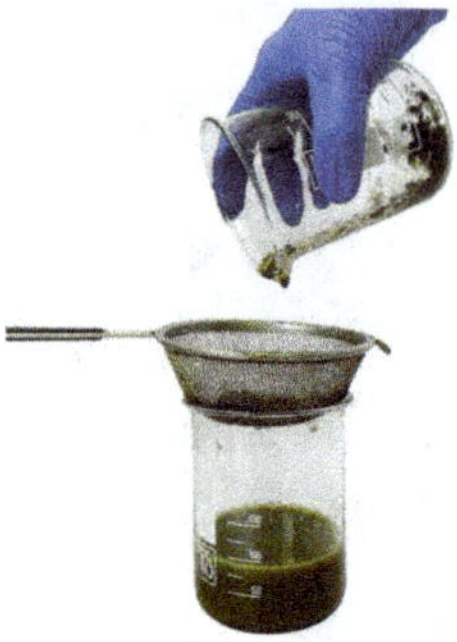

Figura 5. Filtración de la muestra

5. Transferir la muestra ya homogeneizada a un tubo de ensayo hasta llenarlo.

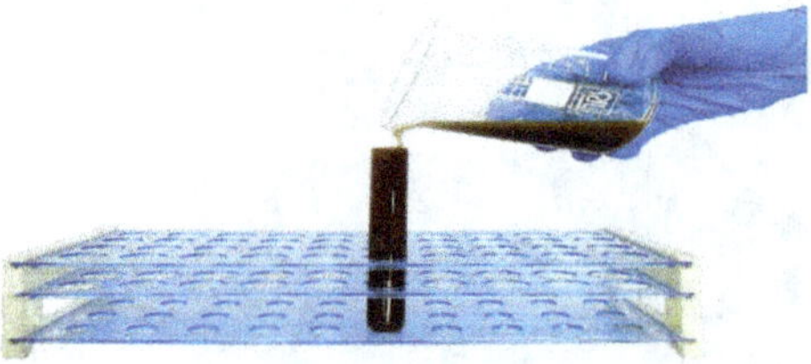

Figura 6. Colocación de muestra en tubo de ensayo

6. Colocar un portaobjeto sobre el tubo, de manera que la mezcla contacte con él, y mantener de esta forma por 10 a 15 minutos.

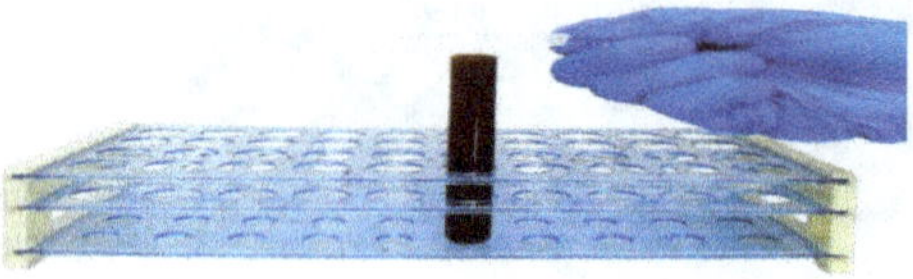

Figura 7. Colocación del portaobjetos

7. Transcurrido el tiempo, tomar el portaobjetos con un movimiento de volteo rápido

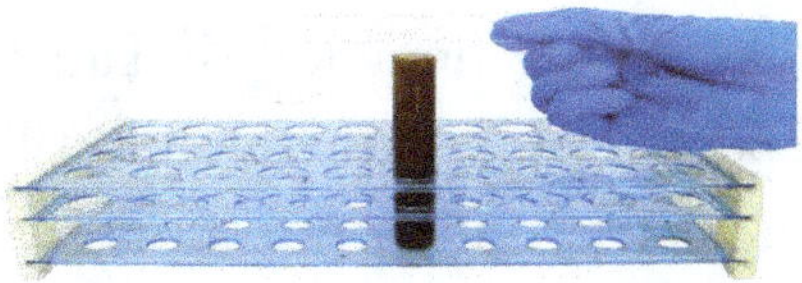

Figura 8. Volteo rápido de portaobjetos

8. Agregar una gota de yodo Lugol en el portaobjetos que contiene la muestra.

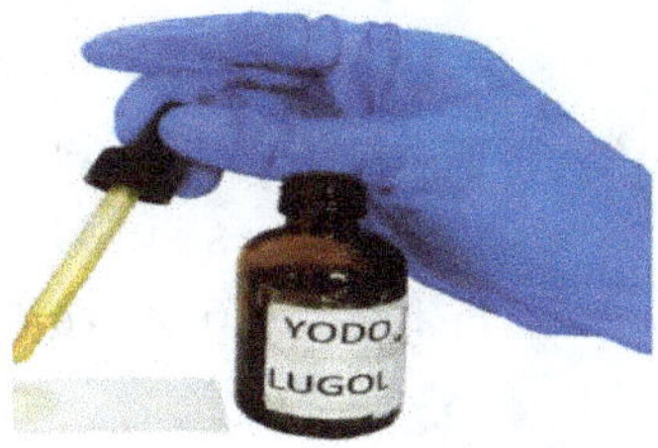

Figura 9. Colocación de yodo Lugol

9. Colocar encima el portaobjetos.

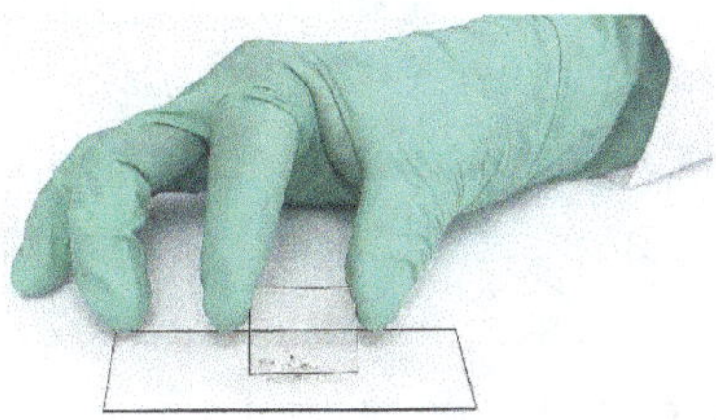

Figura 10. Colocación del portaobjetos

10. Finalmente, observar la preparación al microscopio con objetivo 10×.

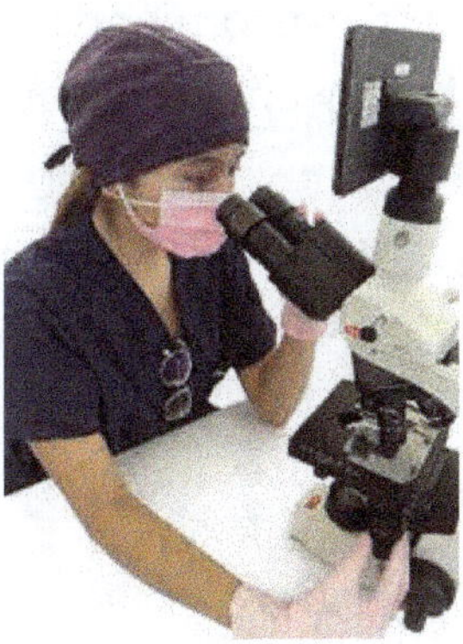

Figura 11. Observación mediante el microscopio 10×

Técnica de flotación de Faust

La técnica de flotación de Faust es un método de análisis coproparasitario ampliamente utilizado en el diagnóstico de parásitos intestinales en humanos y animales. Fue descrita por Ernest Carroll Faust en 1939 como una alternativa sensible para recuperar quistes de protozoos y huevos de helmintos a partir de muestras de heces. Se basa en el principio de flotación de los elementos parasitarios en soluciones de alta densidad, lo que permite separarlos de los restos fecales. La solución empleada en la técnica clásica es sulfato de zinc a una densidad de 1.18, que facilita la flotación de quistes, ooquistes y algunos huevos de peso ligero.

Esta técnica es especialmente útil para el diagnóstico de protozoarios intestinales como *Giardia lamblia*, *Entamoeba histolytica* y *Blastocystis* spp., la detección de ooquistes de *Cystoisospora* y *Cryptosporidium*, y huevos de *Hymenolepis nana* y otros de menor peso específico. Su principal ventaja es la alta sensibilidad en comparación con exámenes directos en fresco, además de requerir una cantidad relativamente pequeña de muestra fecal para obtener resultados confiables. Sin embargo, presenta limitaciones para huevos de nemátodos más pesados como los de *Ascaris* o *Trichuris*, que no flotan con facilidad. Se recomienda, por tanto, su aplicación en estudios de tamizaje y en laboratorios de rutina clínica y veterinaria.

Materiales y reactivos

- Vasos de precipitación
- Varilla agitadora
- Coladores metálicos
- Tubos de ensayo
- Pipeta
- Portaobjetos

- Centrífuga
- Gradilla
- Muestra fecal: 3 g
- Formol al 10 %
- Agua destilada
- Sulfato de zinc ($ZnSO_4$), p. e. 1.35

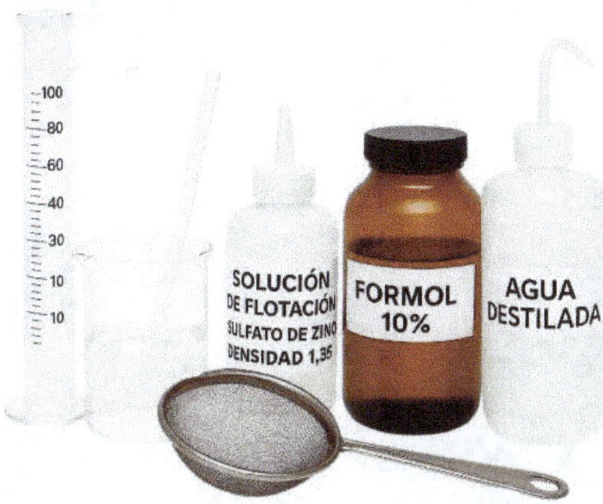

Figura 1. Materiales del método de flotación

Procedimiento

1. Agregar 10 mL de formol a 3 g de heces.

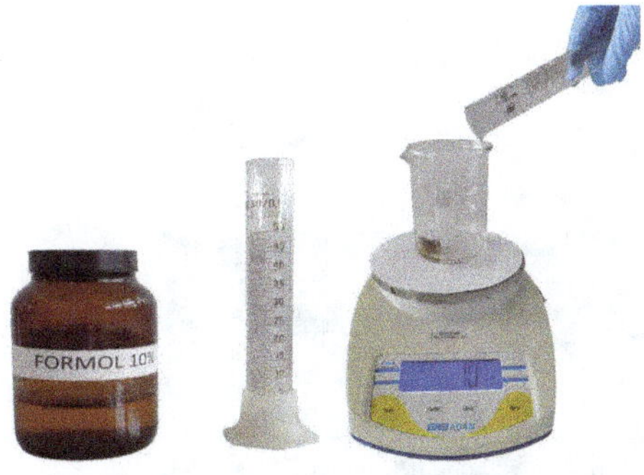

Figura 2. Colocación de formol

2. Mezclar bien y dejar reposar durante 30 minutos.

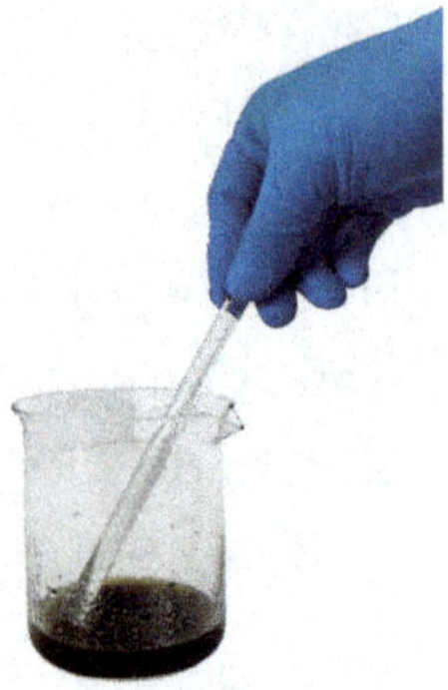

Figura 3. Combinación de heces y formol

3. Filtrar la suspensión previamente mezclada a través de un colador.

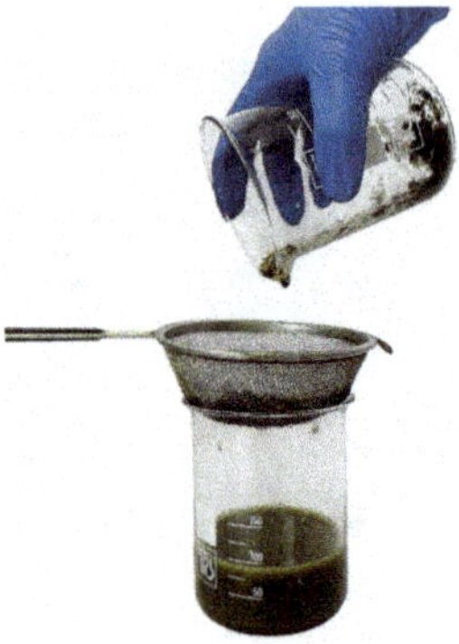

Figura 4. Filtración de la suspensión

4. Verter en un tubo de ensayo cónico hasta 1 cm por debajo del borde.

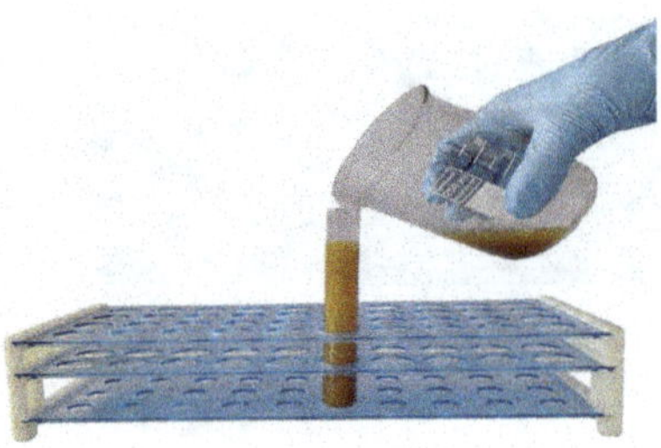

Figura 5. Colocación de la suspensión en tubo de ensayo

5. Centrifugar durante 3 minutos a 1500 g.

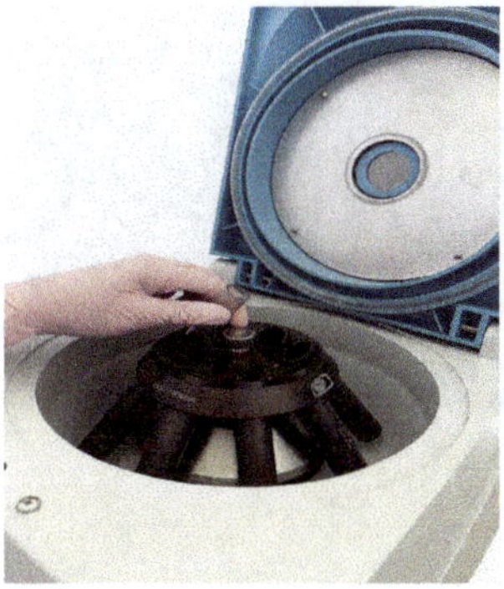

Figura 6. Centrifugación

6. Eliminar el sobrenadante.

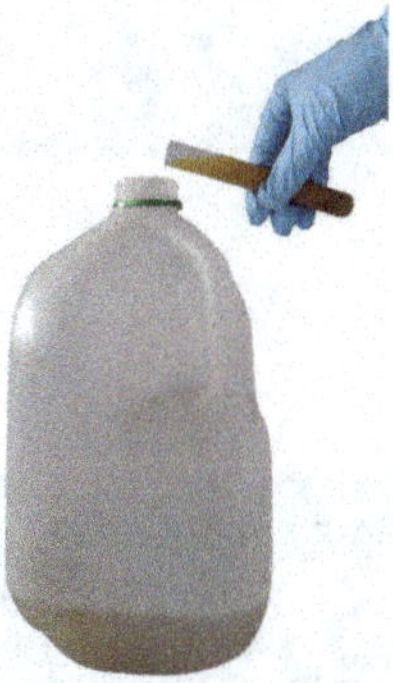

Figura 7. Eliminación del desecho

7. Colocar 5-10 mL de agua destilada en el tubo que contiene el sedimento y repetir el paso 5.

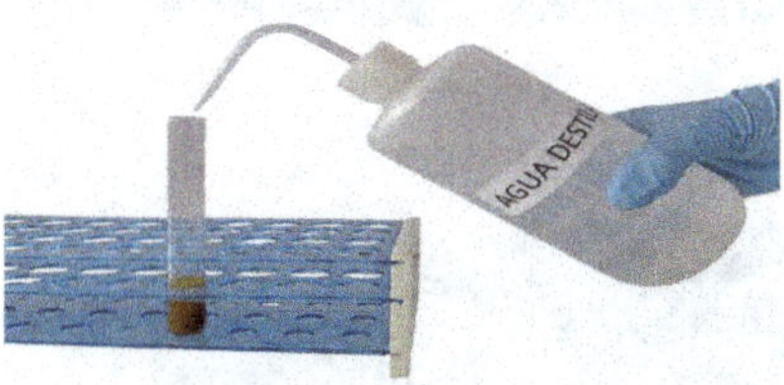

Figura 8. Colocación de agua destilada

8. Agregar 8 mL de solución de flotación SF7 (sulfato de zinc, densidad 1.35).

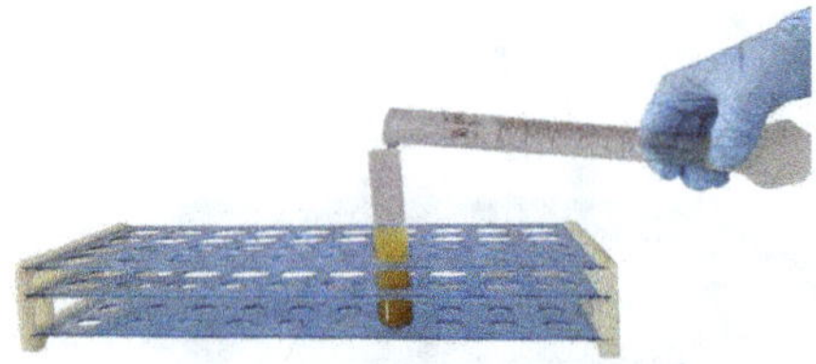

Figura 9. Colocación de sustancia de flotación

9. Centrifugar durante 5 minutos a 800-1000 g.

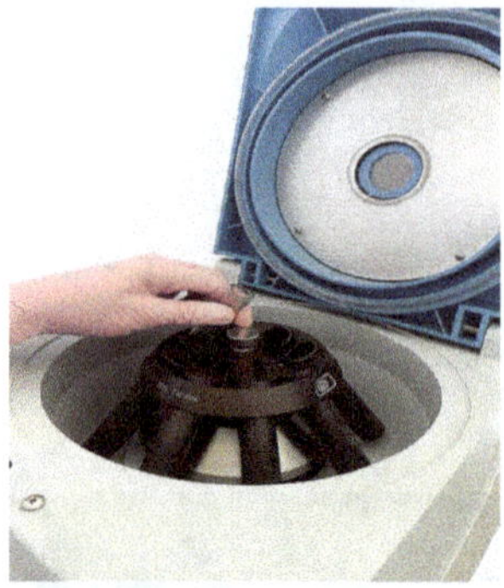

Figura 10. Centrifugación

10. Retirar el tubo y agregar unas pocas gotas de solución de flotación hasta formar un menisco.

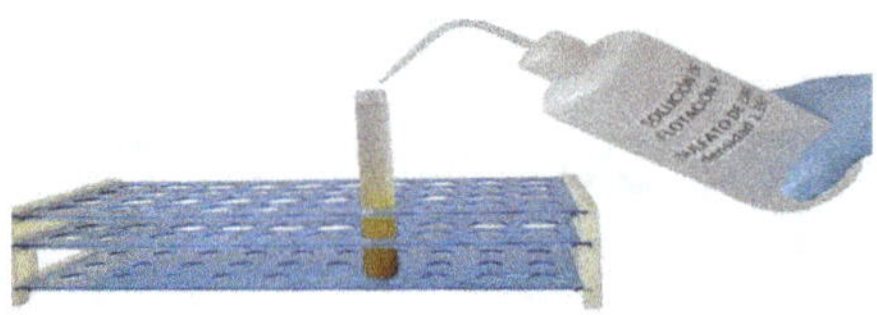

Figura 11. Colocación de gotas de solución de flotación

11. Después de 10 minutos, colocar un portaobjetos en la parte superior del tubo, donde se formó el menisco.

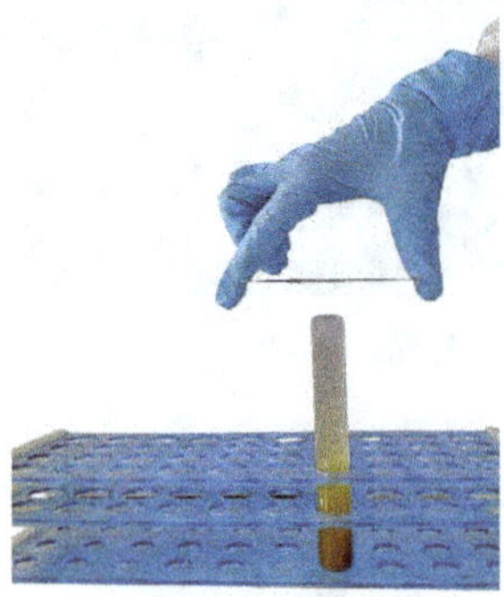

Figura 12. Colocación de portaobjetos

12. Retirar el portaobjetos y observar en el microscopio con objetivos 10× y posteriormente 40×.

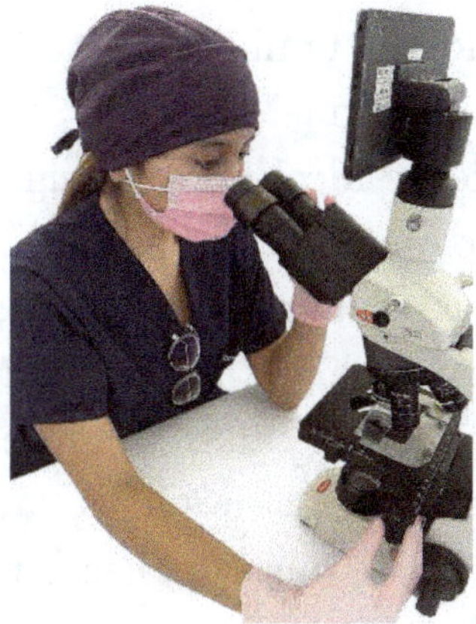

Figura 13. Observación mediante el microscopio

Técnicas de concentración

Las técnicas de concentración se basan en el principio fundamental de separar y concentrar los elementos parasitarios de la materia fecal mediante procesos físicos y/o químicos, aumentando así la probabilidad de detección de huevos, quistes, larvas u ooquistes, especialmente en infecciones leves. Estas técnicas se han utilizado ampliamente tanto en medicina humana como en veterinaria y continúan siendo esenciales en regiones endémicas y en estudios epidemiológicos.

El desarrollo de las técnicas de concentración se remonta a inicios del siglo XX, cuando se identificó la necesidad de mejorar la detección de parásitos en muestras con baja carga parasitaria. Métodos como la concentración con formol-éter, realizada por Ritchie en 1948, marcaron hitos al introducir soluciones con diferente densidad específica para separar los elementos parasitarios, o la sedimentación espontánea presentada por Lutz a finales de 1919, que masificó el proceso y elevó a nuevas alturas el diagnóstico de elementos de alto peso específico. Debemos considerar también mecanismos como el método de embudo de Baermann-Moraes y Harada-Mori, los cuales, al generar un ambiente ideal para la migración larvaria, condensan las mismas para facilitar el proceso de identificación del agente causal.

Las técnicas de concentración ofrecen múltiples beneficios. En primer lugar, incrementan la sensibilidad diagnóstica, especialmente en infecciones de baja intensidad. Además, son relativamente económicas, fáciles de realizar y accesibles. Pero a pesar de sus ventajas, presentan limitaciones importantes: pueden generar restos fecales que dificultan la lectura microscópica, como en el proceso de sedimentación en copas, y algunos de los materiales usados son extremadamente tóxicos si no se manipulan adecuadamente, como en el método de Ritchie. Asimismo, la manipulación de grandes volúmenes de material fecal implica un riesgo biológico para el personal de laboratorio si no se siguen medidas de bioseguridad estrictas.

Podemos concluir que estas técnicas representan un componente clave en el diagnóstico de parasitosis intestinales; su historia refleja la evolución de la parasitología como ciencia, y su vigencia actual demuestra que, pese al avance de nuevas tecnologías, siguen siendo insustituibles en contextos de recursos limitados.

Método de Harada-Mori

El método de migración larvaria de Harada-Mori, desarrollado en 1955 por el japonés I. Harada y el brasileño O. Mori, es una técnica coproparasitaria empleada para el diagnóstico de infecciones por nematodos intestinales que eliminan huevos embrionados o larvas en las heces. Su diseño respondió a la necesidad de contar con una metodología sencilla, económica y altamente eficaz para el aislamiento e identificación de larvas de

Strongyloides stercoralis y ancilostomídeos, agentes causales de patologías de relevancia en salud pública. El principio de la técnica consiste en aprovechar la capacidad de los huevos o larvas presentes en la materia fecal para desarrollarse en condiciones de humedad y oxigenación controlada.

Entre las ventajas del método Harada-Mori destacan su bajo costo, facilidad de implementación y alta eficacia para obtener larvas vivas en buen estado morfológico, lo cual es crucial para la diferenciación de especies de ancilostomídeos (*Ancylostoma caninum, ceylanicum, tubaeforme*). Además, permite mantener larvas viables para estudios adicionales de biología o susceptibilidad a fármacos. Otra fortaleza es que requiere cantidades mínimas de muestra y reactivos, lo que lo hace accesible en áreas rurales y laboratorios con recursos limitados. No obstante, también presenta desventajas, como el tiempo requerido para la incubación, el cual es relativamente largo en comparación con otras técnicas coproparasitarias, lo que puede retrasar nuestro diagnóstico.

IMPORTANTE RECORDAR

La manipulación de larvas vivas constituye un riesgo biológico significativo para el personal de laboratorio, especialmente en el caso de ancilostomídeos, dado que las larvas L3 son infectantes y pueden provocar la condición conocida como larva *migrans*. Por este motivo, se recomienda la implementación de medidas estrictas de bioseguridad, incluyendo el uso de equipo de protección personal adecuado, cabinas de seguridad biológica para manipulación de muestras, y protocolos de descontaminación y eliminación de desechos biológicos para minimizar el riesgo de exposición accidental.

Materiales y reactivos

- Agitador de cristal
- Caja Petri
- Portaobjetos
- Portaobjetos
- Pipeta de alta precisión
- Lupa
- Tapón de caucho
- Tiras de papel filtro de 12 cm de largo × 1.5 cm
- Tubos de ensayo de 15 mL con punta cónica
- Agua destilada
- Ácido acético al 20 %

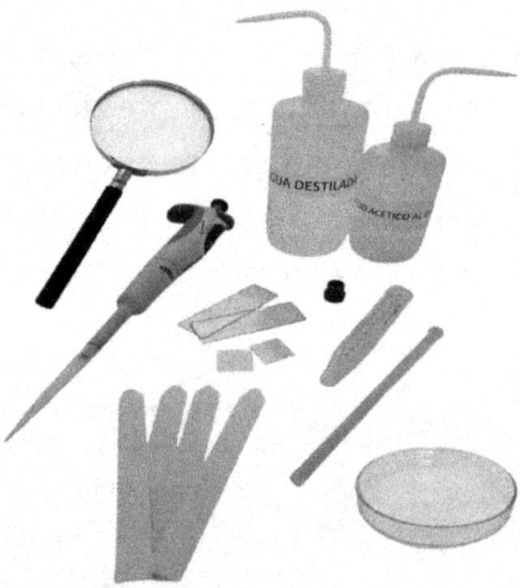

Figura 1. Materiales y soluciones

Solución de ácido acético al 20 %

- 20 mL de ácido acético
- 100 mL de agua destilada

Preparación: añadir 20 mL de ácido acético a los 100 mL de agua destilada y homogeneizar cuidadosamente.

Procedimiento

1. Pesar 1 g de la muestra fecal utilizando una balanza digital de precisión.

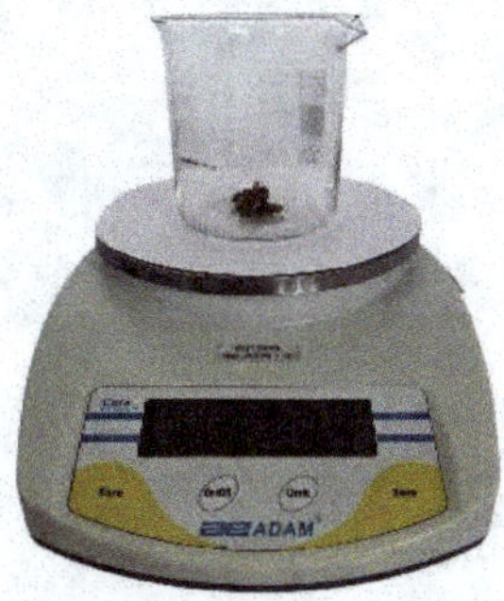

Figura 2. Muestra fecal pesada

2. Colocar la muestra en el tercio medio de una tira de papel filtro, distribuyéndola de forma uniforme con ayuda de un agitador de vidrio estéril.

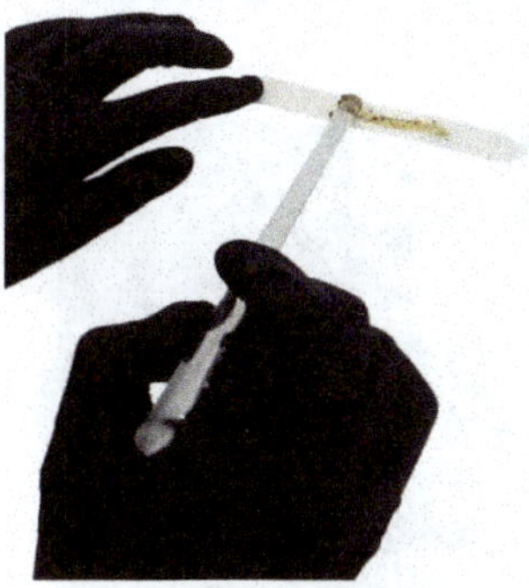

Figura 3. Extensión de la muestra sobre la tira de papel

3. Añadir 3 mL de agua destilada estéril en un tubo de ensayo limpio.

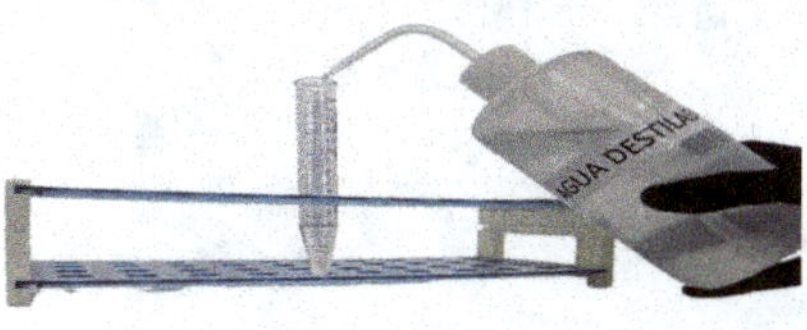

Figura 4. Colocación del agua

4. Introducir en el tubo la tira de papel filtro, posicionándola de manera que el extremo con la muestra fecal quede suspendido por encima del nivel del agua sin tocarla, y el extremo superior del papel sobresalga del tubo para facilitar la rotulación.

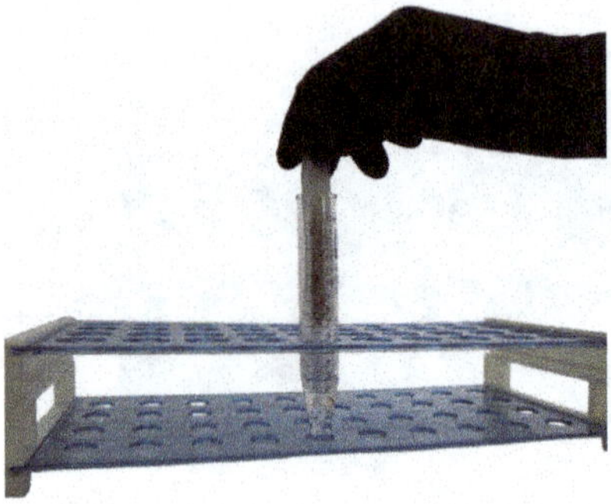

Figura 5. Introducción de la tira en el tubo

5. Tapar el tubo para evitar la evaporación rápida del agua, dejando el extremo superior del papel para los datos de identificación.

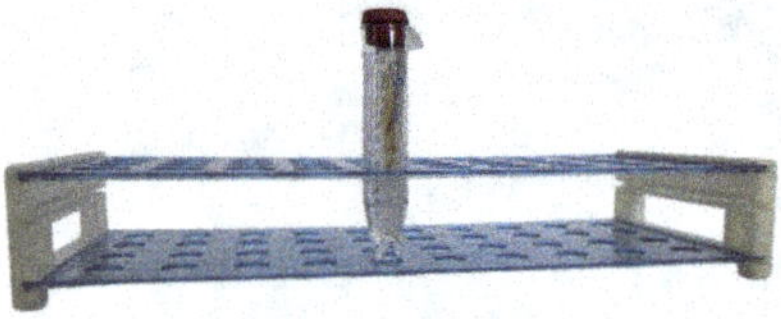

Figura 6. Tapar y conservar el tubo

6. Incubar a temperatura ambiente controlada entre 27 °C y 37 °C durante un período de 4 a 10 días, en condiciones de oscuridad o poca luz.

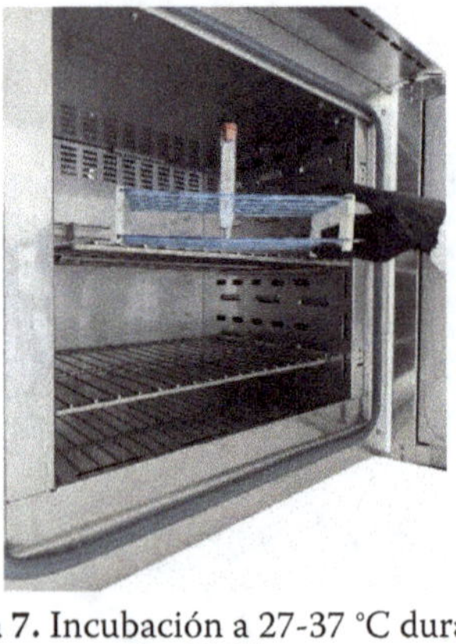

Figura 7. Incubación a 27-37 °C durante 4 a 10 días

7. Monitorear diariamente el nivel del agua con una lupa. Si se observa evaporación, se debe reponer con cuidado agua destilada sin alterar el sedimento. También se puede observar el desarrollo progresivo de larvas.

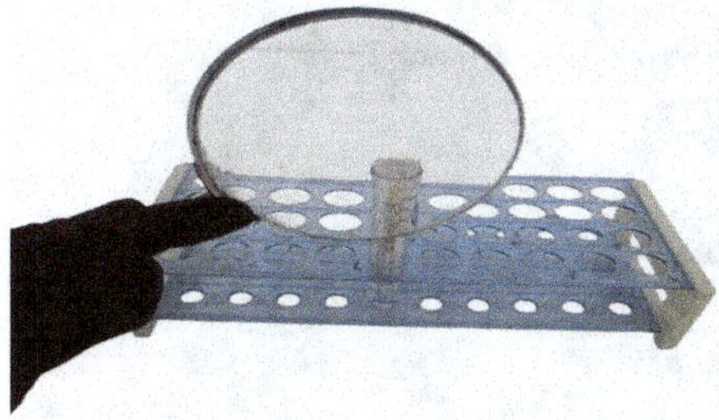

Figura 8. Observación en el periodo de incubación

8. Finalizado el periodo de incubación, colocar sobre una caja Petri un portaobjetos limpio y depositar en él una gota de ácido acético al 20 % para fijar las larvas.

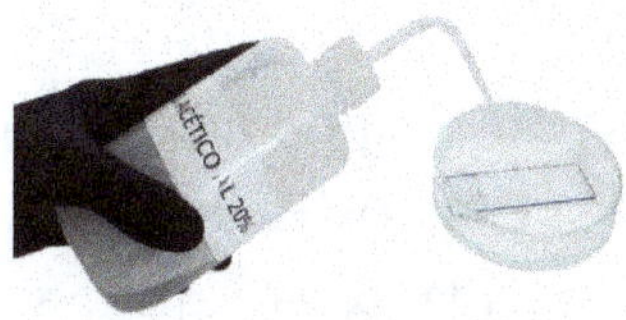

Figura 9. Colocación de solución de fijación

9. Retirar la tira de papel filtro sin agitar el contenido del tubo y, con una pipeta Pasteur o micropipeta, tomar una gota del líquido sedimentado del fondo del tubo para depositarla en el portaobjetos que contiene ácido acético y cubrirlo con un portaobjetos.

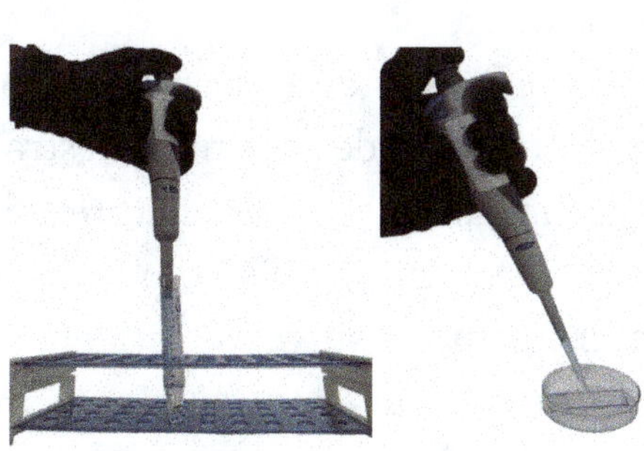

Figura 10. Extracción de muestra del sedimento

10. Examinar la preparación al microscopio óptico con objetivo 10× para observar e identificar morfológicamente las larvas presentes.

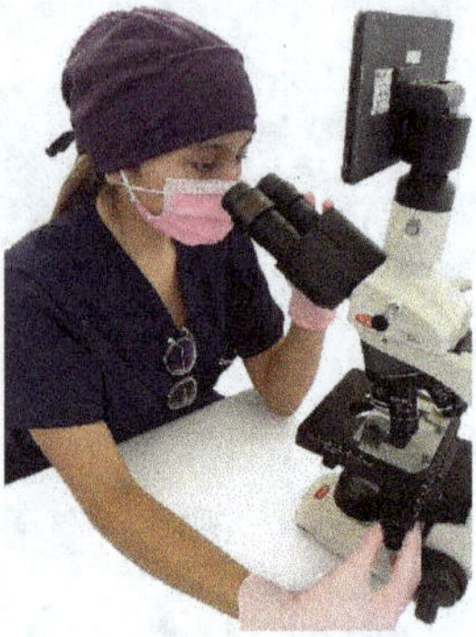

Figura 11. Observación mediante el microscopio 10×

Técnica de Baermann-Moraes

La técnica de Baermann fue descrita originalmente en 1917 por el botánico alemán Gustav Baermann como un método de laboratorio para recuperar nemátodos a partir de muestras vegetales y de suelo; posteriormente, en 1939, el investigador brasileño Moraes la adaptó al campo veterinario y humano para la recuperación de larvas de parásitos intestinales en heces, generando la técnica conocida como el método de Baermann modificado por Moraes o método Baermann-Moraes, en el que se emplean dispositivos simplificados con tubos cónicos, evitando el uso de embudos de vidrio, lo que permitió su inclusión en protocolos de rutina.

El principio de la técnica se basa en la migración activa de larvas móviles desde una muestra fecal hacia un medio acuoso, estimuladas por tres factores: fototropismo negativo (huyen de la luz), termotropismo positivo (buscan sitios más cálidos) y geotropismo positivo (se dirigen al centro magnético del planeta). Otras adaptaciones incluyen modificaciones de temperatura, tiempo de exposición y uso de soluciones isotónicas en lugar de agua.

Se utiliza principalmente para el diagnóstico de larvas vivas de nemátodos pulmonares de rumiantes, equinos, caninos y felinos como *Dictyocaulus viviparus, D. filaria, D. arnfieldi, Aelurostrongylus abstrusus, Muellerius capillaris.* Debido a la fragilidad de los huevos, al tiempo de ovipostura y a la eclosión larvaria cortos, estas especies de nemátodos no se detectan habitualmente con otros exámenes coprológicos comunes.

Su principal ventaja es la alta especificidad y sensibilidad para detectar larvas vivas en comparación con otros métodos, además de la simplicidad de la técnica y su bajo costo, lo que la hace aplicable en laboratorios de recursos limitados. Entre sus limitaciones se encuentra la necesidad de heces frescas, el tiempo prolongado del proceso y la baja utilidad en huevos o quistes.

Materiales y reactivos

- Embudo de vidrio (10 a 12 cm de diámetro)
- Tubo de látex
- Pinzas de Mohr
- Soporte para el embudo
- Varilla
- Ligas
- Gasas
- Muestra de heces
- Agua caliente
- Tubo de ensayo
- Centrífuga
- Pipeta
- Portaobjetos y portaobjetos
- Microscopio

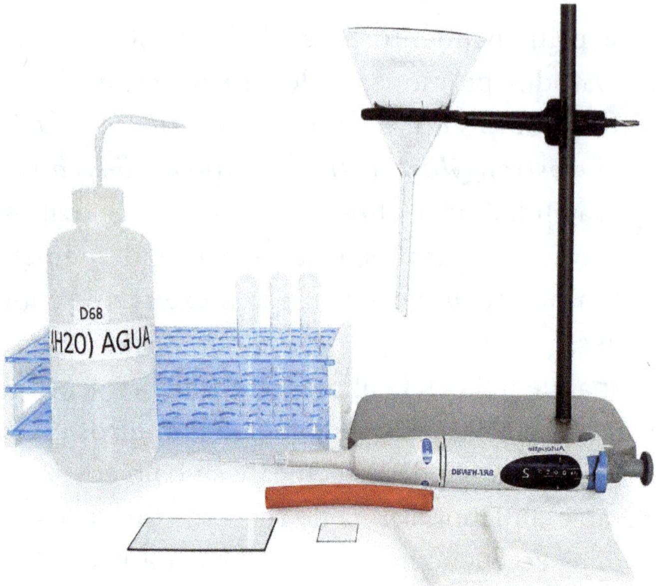

Figura 1. Técnica de Baermann-Moraes

Procedimiento

1. Utilizando un dispositivo adecuado, colocar de 8 a 10 g de heces recién expulsadas sobre la gasa.

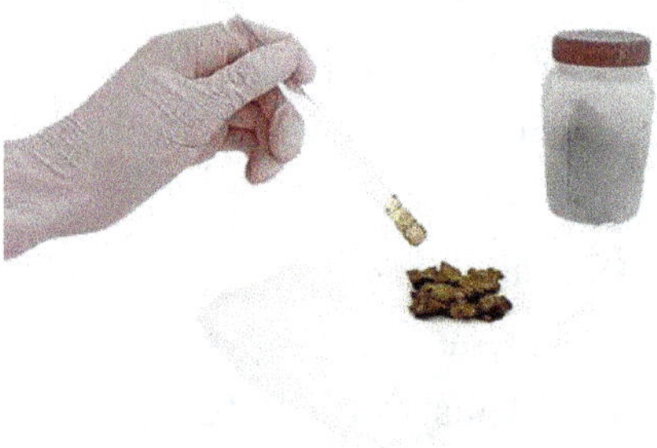

Figura 2. Muestra de heces frescas

IMPORTANTE RECORDAR

Las muestras fecales no deben conservarse en formol, ni almacenarse a bajas temperaturas por períodos prolongados, ni ser congeladas, ya que estas condiciones comprometen la viabilidad de las larvas y pueden generar resultados falsamente negativos en el procedimiento de Baermann-Moraes. Para asegurar la recuperación eficiente de las larvas, las muestras deben procesarse frescas o conservarse temporalmente a temperatura ambiente bajo condiciones que minimicen la desecación o el deterioro biológico.

2. Colocar la varilla sobre el embudo y anudar la gasa en la varilla con ayuda de las ligas.

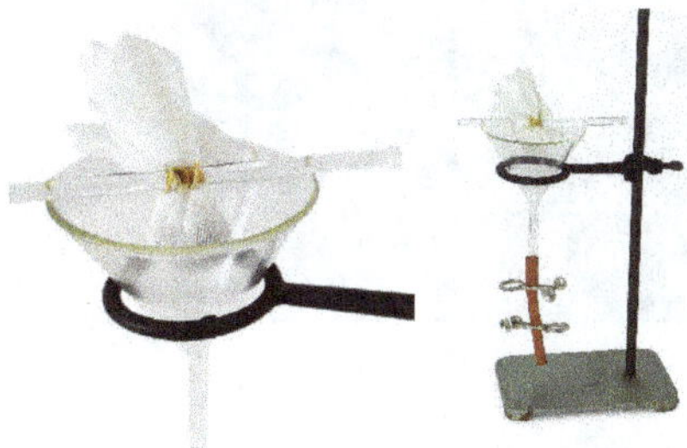

Figura 3. Gasa anudada a la varilla y sobre el embudo

3. Llenar el embudo con agua corriente calentada a 40 °C a 44 °C, de modo que la materia fecal toque la superficie del líquido.

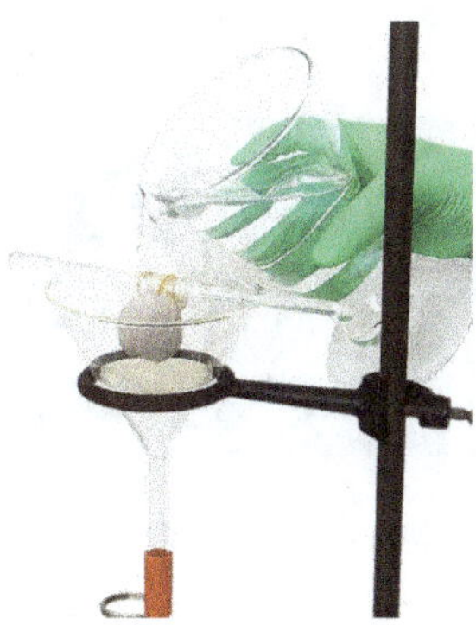

Figura 4. Colocación del agua

IMPORTANTE RECORDAR

El uso de agua a una temperatura controlada de 40-44 °C es fundamental para el procedimiento, ya que la exposición de la muestra a este rango térmico genera el estímulo necesario para inducir un choque térmico controlado. Este choque térmico es imprescindible para activar la migración de las larvas.

4. Después de 60 minutos, abrir la pinza y recoger parte del líquido en un tubo de ensayo.

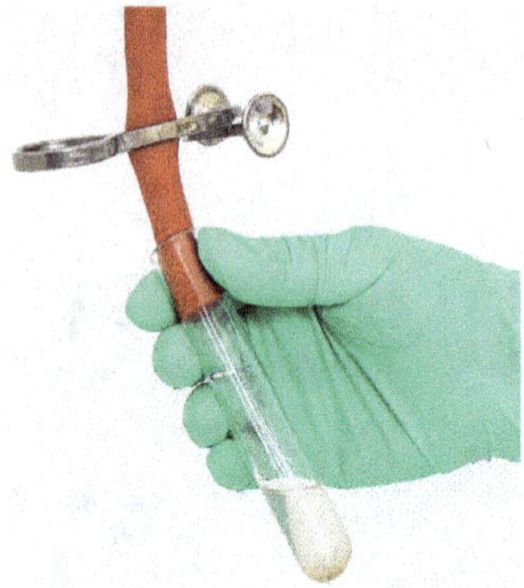

Figura 5. Recolección de líquido

5. Colocar el tubo de ensayo en la centrífuga a 2000 rpm durante 1 min.

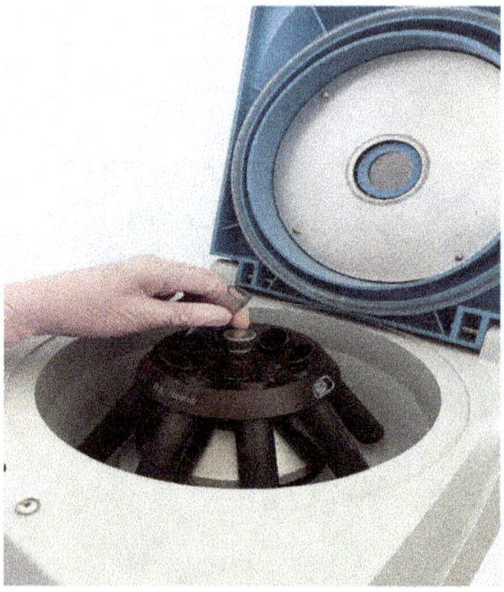

Figura 6. Centrifugación

6. Tomar el sedimento del fondo del tubo con ayuda de una pipeta.

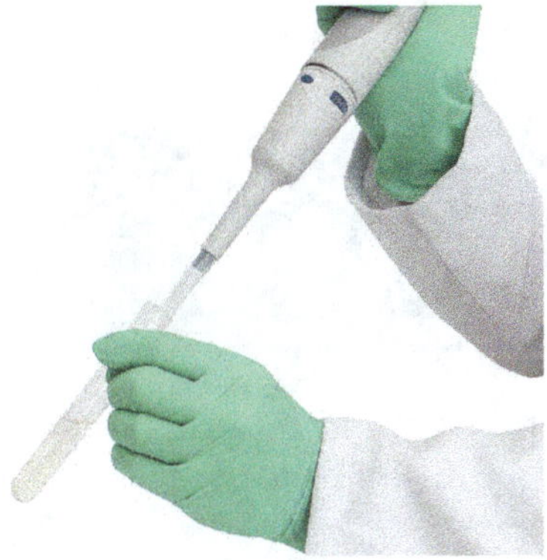

Figura 7. Recolección de sedimento

7. Añadir 1 a 2 gotas de ese sedimento en un portaobjetos y colocar la misma cantidad de Lugol; la función del Lugol es mantener a las larvas en un estado de inmovilidad para que se puedan observar de mejor manera en el microscopio.

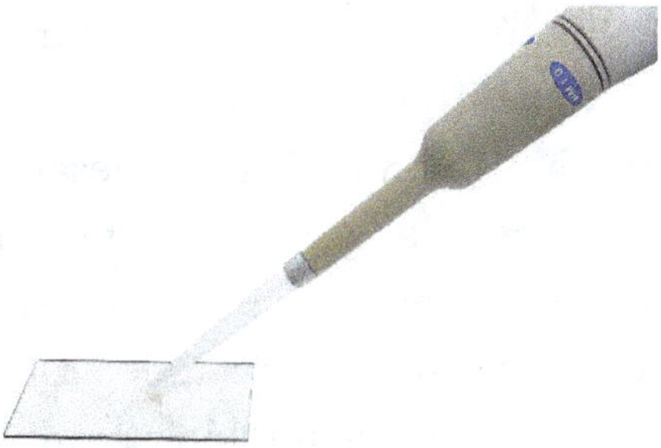

Figura 8. Colocación del sedimento en el portaobjetos

8. Colocar encima el portaobjetos.

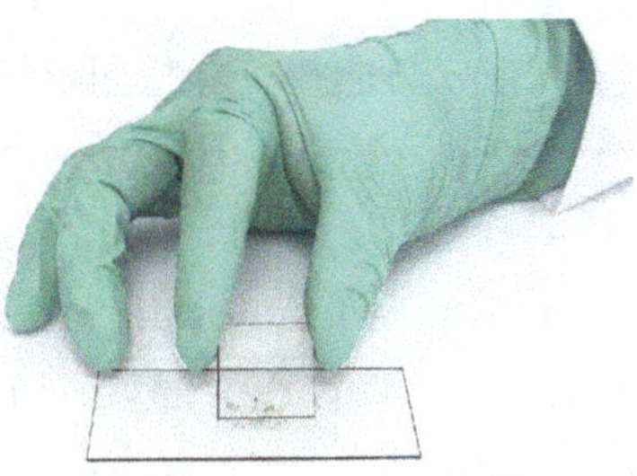

Figura 9. Colocación del portaobjetos

9. Finalmente, observar en el microscopio con objetivo 10×.

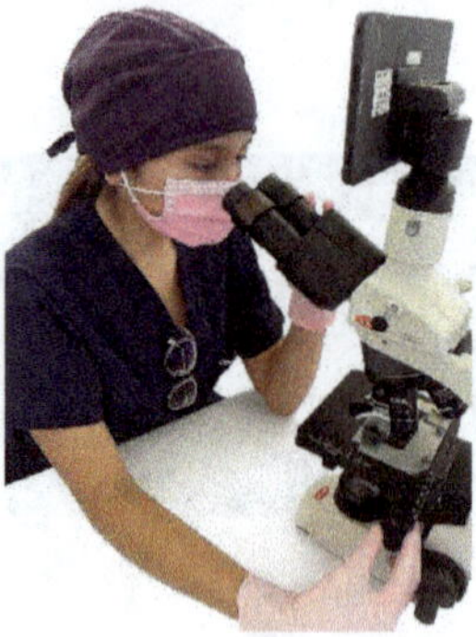

Figura 10. Observación mediante el microscopio 10×

Técnica de Ritchie (formol-éter)

La técnica de Ritchie, también conocida como método de formalina-éter o formol-éter, constituye una de las metodologías de concentración más empleadas en el diagnóstico coproparasitario a nivel mundial. Fue desarrollada en 1948 por Ritchie con el objetivo de mejorar la sensibilidad en la detección de protozoos intestinales y helmintos en muestras fecales, frente a las limitaciones de los métodos directos. Su vigencia en la práctica clínica y epidemiológica radica en la eficacia para recuperar quistes, huevos y larvas de parásitos con alta nitidez microscópica, lo cual facilita su identificación.

Su robustez, simplicidad y eficacia la convierten en una herramienta fundamental en la parasitología clínica y epidemiológica, especialmente en contextos de recursos limitados. Se explica esto por su bajo costo y aplicabilidad en diferentes contextos, desde laboratorios clínicos hasta estudios epidemiológicos en campo. A diferencia de los métodos de flotación, la técnica de Ritchie emplea la sedimentación por centrifugación, lo que permite concentrar parásitos de mayor densidad específica. Esta característica es especialmente valiosa en la detección de helmintos como *Ascaris lumbricoides, Trichuris trichiura,* ancilostomídeos, así como quistes de *Giardia lamblia* y *Entamoeba histolytica.*

Entre sus ventajas destacan la alta recuperación de parásitos, la conservación prolongada de la muestra gracias al formol que se utiliza como fijador y la capacidad de procesar grandes volúmenes de material fecal. No obstante, también existen limitaciones. El uso de éter supone riesgos por su toxicidad y carácter inflamable, lo que ha motivado adaptaciones con solventes alternativos como acetato de etilo, considerado menos peligroso y más accesible en algunos contextos. Asimismo, aunque mejora la sensibilidad diagnóstica frente a los métodos directos, la técnica de Ritchie puede presentar falsos negativos en infecciones de muy baja carga parasitaria, por lo que debería complementarse con otros métodos coproparasitológicos para mejorar el diagnóstico.

IMPORTANTE RECORDAR

Los estudios comparativos indican que el método de Ritchie presenta una mayor sensibilidad para la detección de protozoos, mientras que la técnica de Kato-Katz es el procedimiento de elección para la cuantificación de huevos de helmintos, especialmente en investigaciones epidemiológicas y programas de control de helmintiasis.

Materiales y reactivos

- Muestra fecal fresca en frasco estéril
- Tubo de centrífuga cónico
- Colador pequeño
- Pipetas
- Varilla de agitación
- Microscopio
- Centrífuga
- Formol al 10 %
- Éter

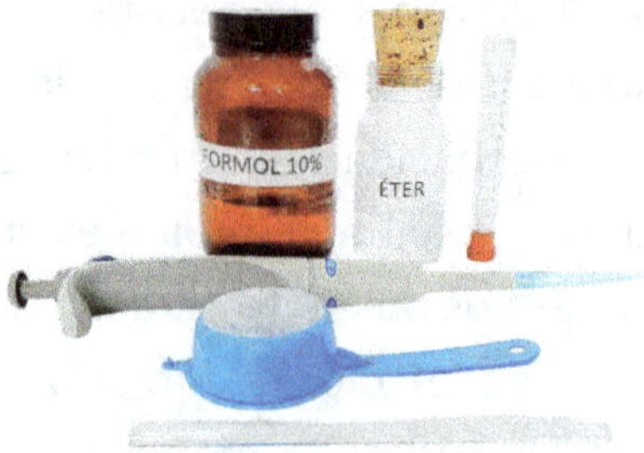

Figura 1. Materiales de la técnica de Ritchie

Procedimiento

1. Recolectar una muestra fresca de heces, preferiblemente del tamaño de una nuez. Colocar la muestra en un tubo con 6 mL de formol al 10 %.

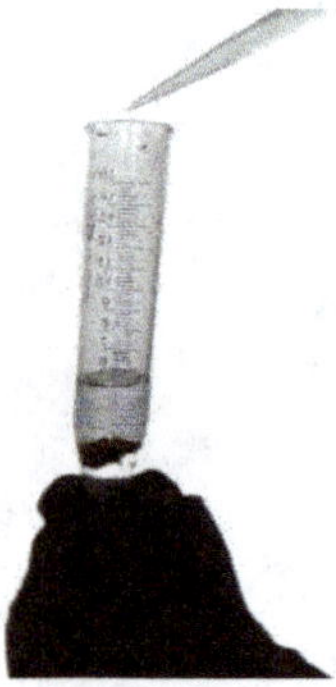

Figura 2. Muestra de heces frescas con formol

2. Mezclar bien con un agitador hasta obtener una suspensión homogénea.

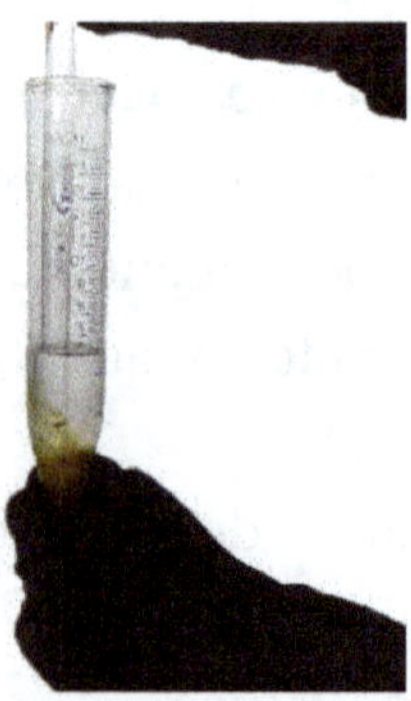

Figura 3. Homogeneización de la muestra

3. Filtrar la suspensión usando un colador de malla fina, recogiendo el filtrado en un tubo cónico de centrífuga.

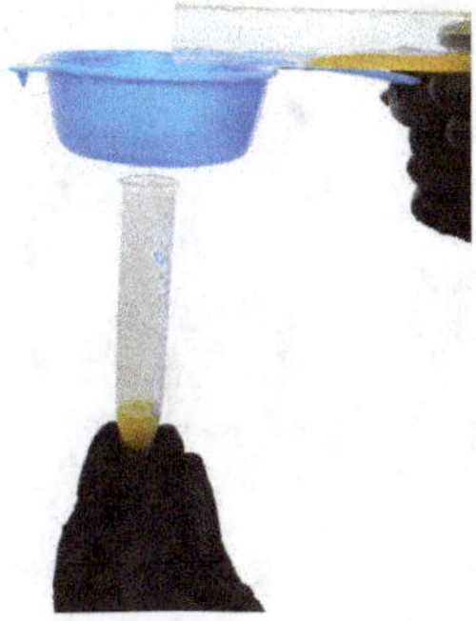

Figura 4. Colar la muestra

4. Agregar al tubo 3-4 mL de formol al 10 % para fijar la muestra.

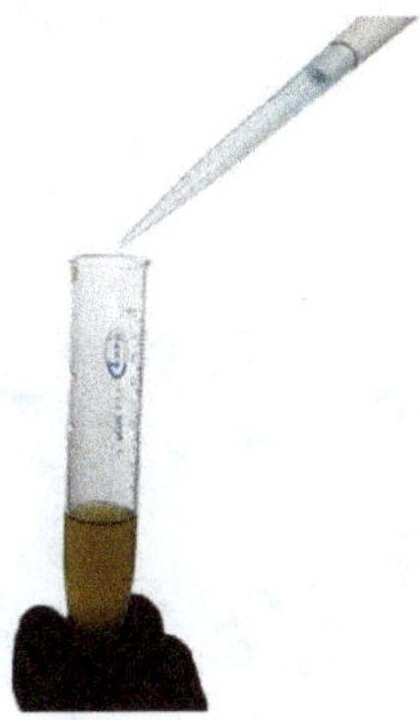

Figura 5. Aplicar formol

5. Agregar 3-4 mL de éter para disolver las grasas y detritos.

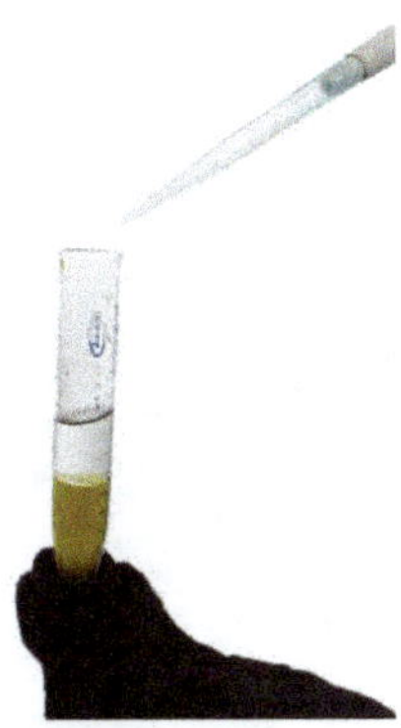

Figura 6. Aplicar éter

IMPORTANTE RECORDAR

El éter debe manipularse con extrema precaución debido a su alta inflamabilidad y la tendencia de sus vapores a condensarse, formando mezclas explosivas en presencia de llamas, chispas o superficies calientes. Se recomienda trabajar en campanas de extracción bien ventiladas, mantener el éter alejado de fuentes de ignición, utilizar envases herméticamente cerrados y almacenar cantidades mínimas necesarias, preferiblemente bajo atmósfera inerte o en refrigeración controlada para reducir riesgos de acumulación de vapores.

6. Tapar y agitar enérgicamente durante unos 30 segundos.

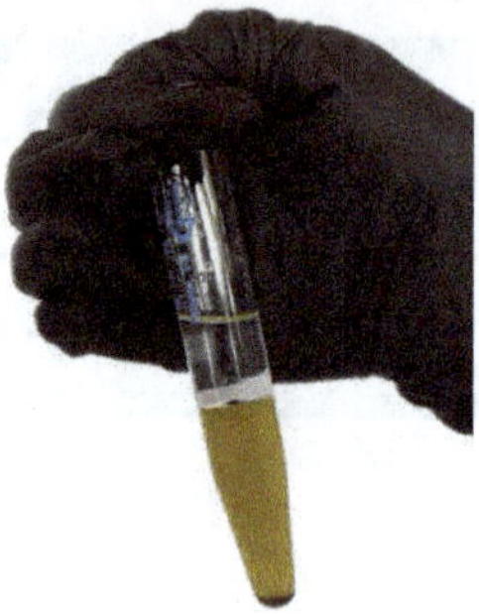

Figura 7. Agitación manual de la muestra

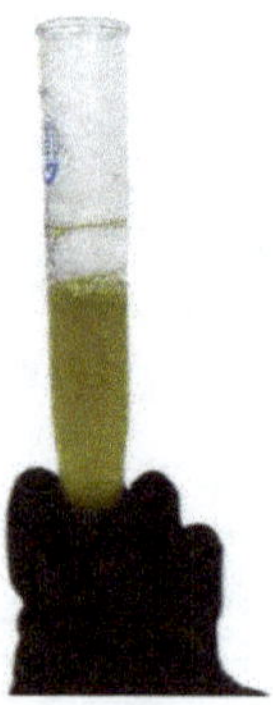

Figura 8. Presencia de burbujas

7. Centrifugar el tubo a 1500-2000 rpm durante 2-5 minutos.

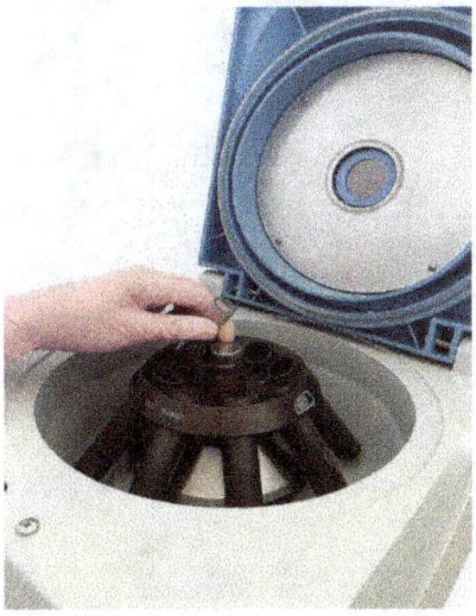

Figura 9. Centrifugación

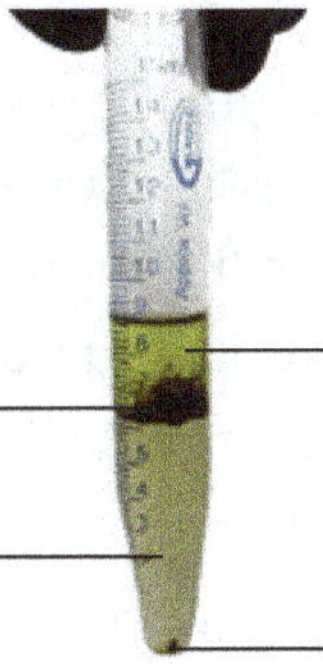

Figura 10. Presentación de las cuatro capas

8. Con cuidado, eliminar las tres capas superiores sin remover el sedimento.

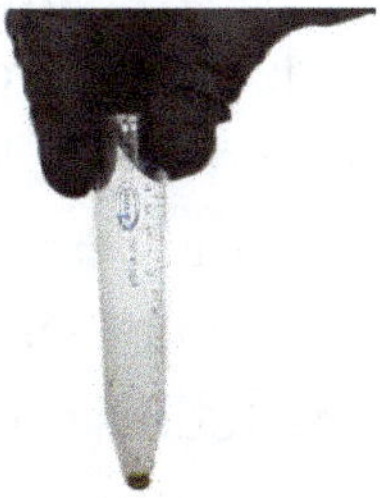

Figura 11. Presentación del sedimento

9. Tomar una gota del sedimento con una pipeta o aplicador. Colocarla en un portaobjetos, cubrir con portaobjetos y observar al microscopio (10× y 40×).

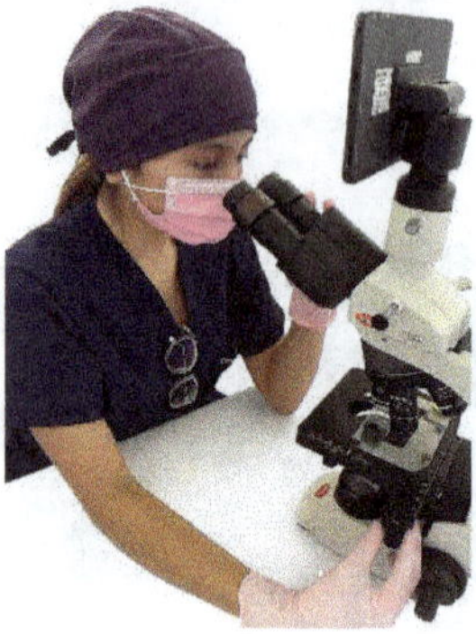

Figura 12. Observación mediante el microscopio

Sedimentación en copas

La técnica de sedimentación en copas es un método clásico y ampliamente empleado en el diagnóstico coproparasitario, particularmente en contextos de investigación epidemiológica y en laboratorios clínicos con recursos limitados. Su origen se remonta a los inicios del siglo XX, cuando se buscaban alternativas sencillas y económicas para la detección de huevos y larvas de helmintos en muestras fecales. A lo largo del tiempo, este procedimiento se consolidó como una herramienta complementaria a otras técnicas de concentración, debido a su facilidad de uso y a la capacidad de detectar una amplia variedad de parásitos intestinales.

La base de la técnica es el principio de la sedimentación por gravedad: los huevos y larvas de parásitos, al poseer una mayor densidad que los detritos fecales y los líquidos utilizados —como, por ejemplo, agua destilada o común—, tienden a depositarse en el fondo del recipiente tras un período de reposo. Este método se utiliza principalmente para la detección de huevos de helmintos como *Ascaris lumbricoides, Trichuris trichiura, Taenia* spp. y *Fasciola hepatica,* así como para larvas de *Strongyloides stercoralis.* Su aplicación ha sido fundamental en estudios epidemiológicos de parasitosis intestinales en zonas rurales y endémicas, donde otros métodos más sofisticados no están disponibles y, en la actualidad, en el área veterinaria permite recuperar parásitos que no flotan en técnicas de flotación, como diferentes tipos de tremátodos, los cuales poseen huevos de gran tamaño y peso, como *Fasciola hepatica*, *Paramphistomum cervi*, etc.

Entre las ventajas que encontramos destaca su simplicidad, el bajo costo de realizarla, la fácil accesibilidad a los materiales para el proceso y la posibilidad de procesar un gran número de muestras, en campo o laboratorio, sin necesidad de equipamiento complejo. Sin embargo, también presenta desventajas. La principal es su baja sensibilidad en infecciones de baja carga parasitaria, dado que depende de la concentración natural de huevos en la muestra y no emplea centrifugación que concentre los elementos parasitarios. Asimismo, el tiempo prolongado de reposo puede favorecer la degradación de estructuras parasitarias, dificultando la identificación y alargando los tiempos de procesamiento de las muestras, incluso llegando a varias horas. Además, no es eficiente en la recuperación de protozoos intestinales, lo que limita su utilidad en diagnósticos integrales. Por estas razones, suele recomendarse como técnica complementaria y no como método único de diagnóstico.

Materiales y reactivos

- Muestra fecal fresca (2-5 g, fresca)
- Espátula o agitador
- Vasos de precipitación 200 mL
- Cernidor o cedazo
- Micropipeta
- Tubo de vidrio o Pasteur
- Copa cónica de vidrio o plástico de 250 mL
- Caja Petri
- Estereomicroscopio
- Solución jabonosa al 3.33 %

- Agua destilada
- Colorantes: azul de metileno, verde malaquita o Lugol

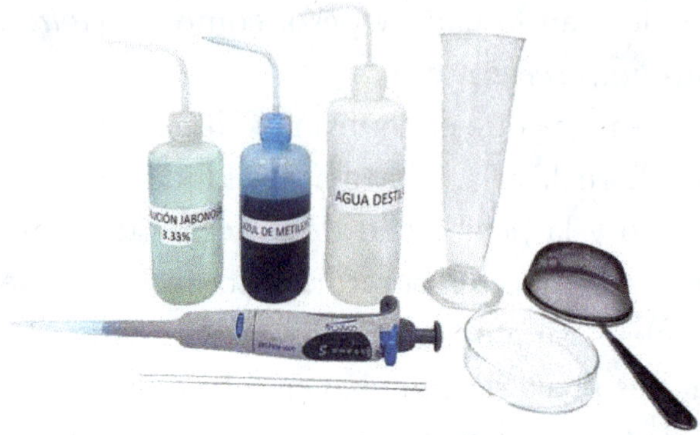

Figura 1. Materiales: técnica de sedimentación en copas

Solución jabonosa al 3.33 %

- 10 mL de jabón líquido
- 290 mL de agua destilada

Preparación: homogenizar el jabón líquido y el agua destilada sin generar espuma. Esta solución tiene la función de separar estructuras parasitarias del sedimento.

IMPORTANTE RECORDAR

Durante la preparación y manipulación de la solución jabonosa, se debe evitar la formación de espuma, dado que en esta pueden quedar retenidos huevos y ooquistes parasitarios. La presencia de espuma afecta la recuperación de estructuras diagnósticas y puede comprometer la precisión y reproducibilidad de los resultados obtenidos en el análisis coproparasitológico.

Procedimiento

1. Colocar en un vaso de precipitación 5 g de heces, preferiblemente frescas y recolectadas de diversas partes de la masa fecal.

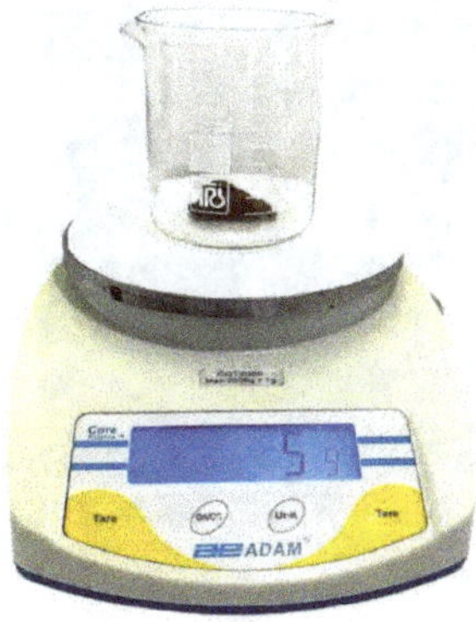

Figura 2. Muestra de heces fecales

2. Añadir 50 o 60 mL de agua destilada en el vaso de precipitación que contiene la muestra y homogeneizar con ayuda del agitador.

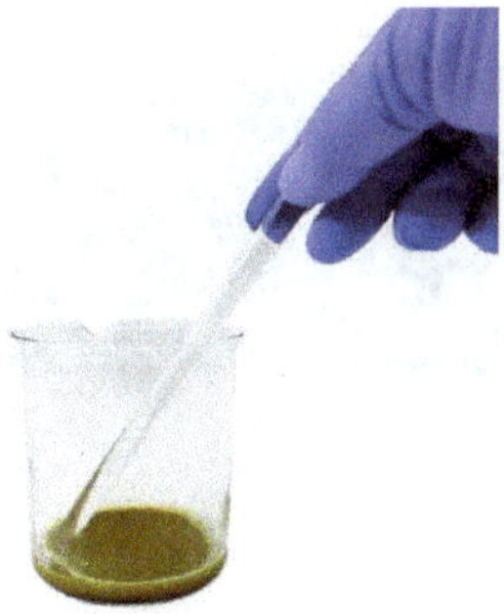

Figura 3. Homogenización de la suspensión

3. Filtrar la suspensión con un colador de malla fina en un vaso cónico graduado.

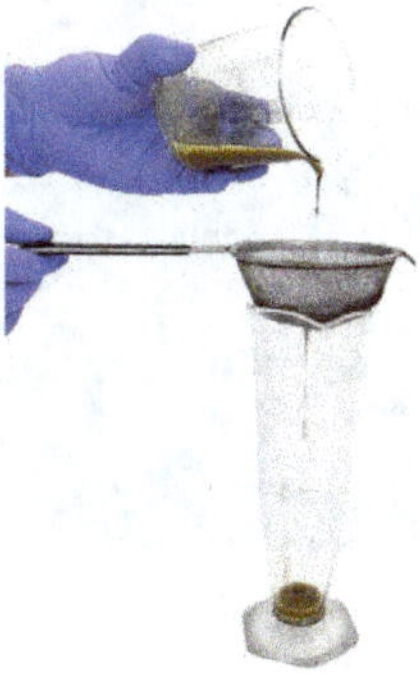

Figura 4. Filtración de la suspensión

4. Colocar 250 mL de agua destilada junto a las heces previamente filtradas. Añadir 10 mL de la solución jabonosa por las paredes sin generar espuma y homogenizar.

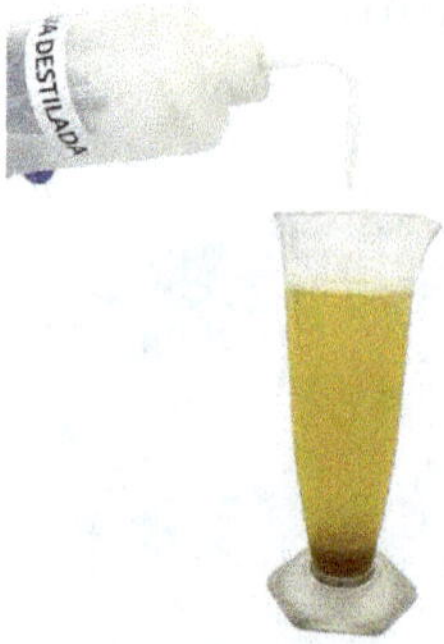

Figura 5. Añadir agua destilada

5. Dejar reposar la suspensión por 30 minutos.

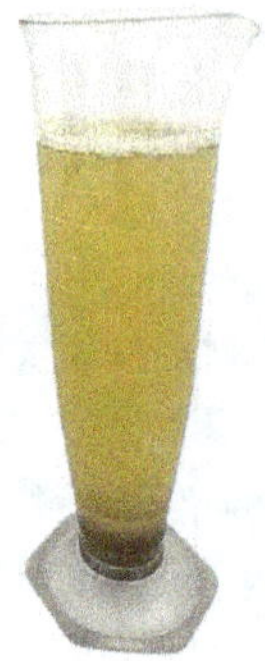

Figura 6. Reposo de suspensión

6. Decantar cuidadosamente el sobrenadante, conservando únicamente el sedimento.

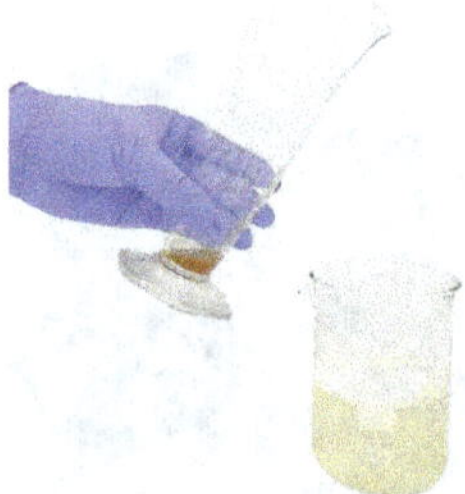

Figura 7. Decantación del sobrenadante

7. Repetir la técnica desde el paso 4, al menos dos veces más, hasta que el sobrenadante se aprecie más claro y se hayan eliminado la mayoría de los artefactos.

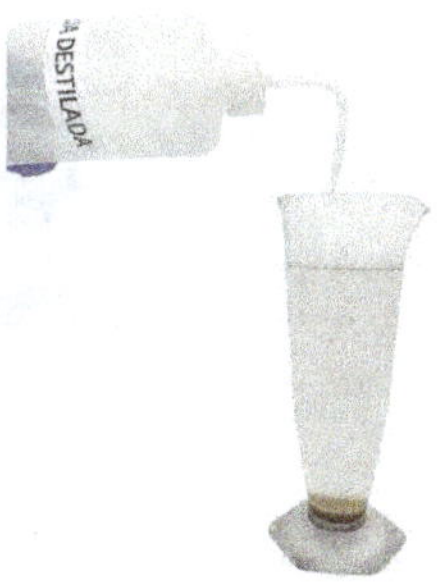

Figura 8. Colocación de agua destilada en el sedimento

Figura 9. Reposo de suspensión

8. Recoger una pequeña cantidad de sedimento directamente de la copa o con una micropipeta y colocarla en una caja Petri.

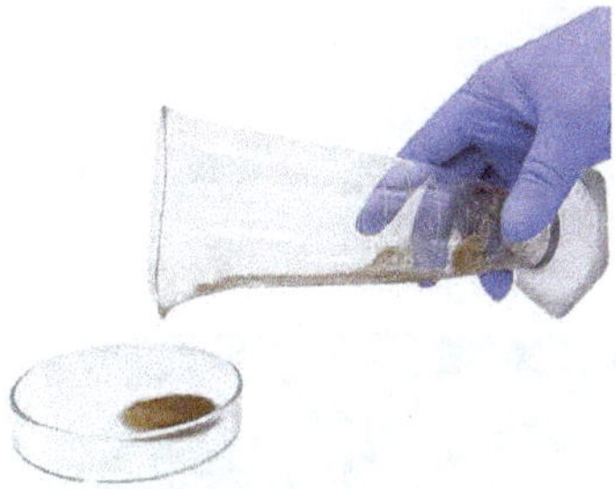

Figura 10. Colocación del sedimento en la caja Petri

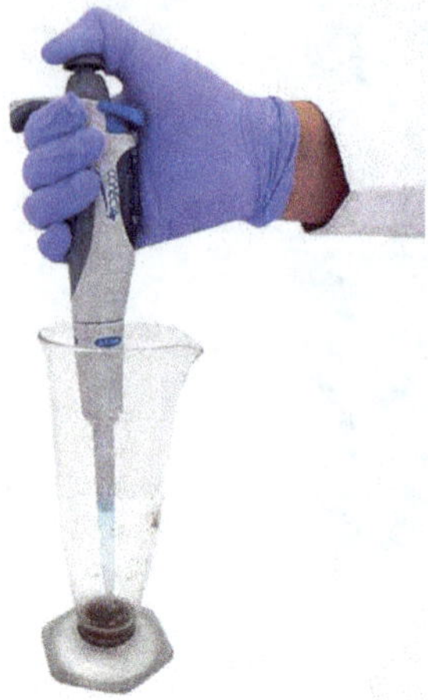

Figura 11. Recolección del sedimento

9. Aplicar azul de metileno.

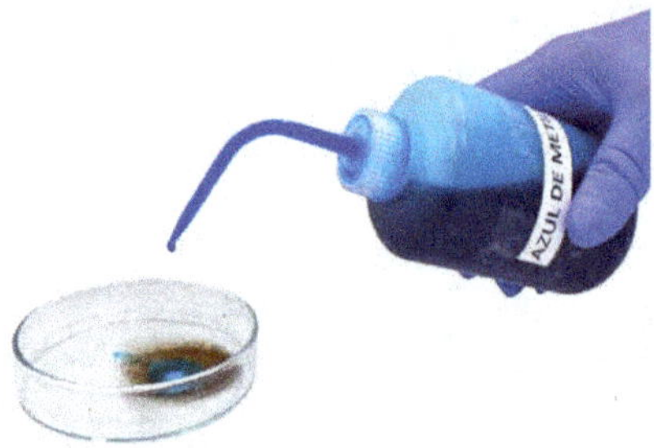

Figura 12. Colocación de azul de metileno sobre el sedimento

10. Observar en un estereomicroscopio la presencia de huevos, larvas y quistes.

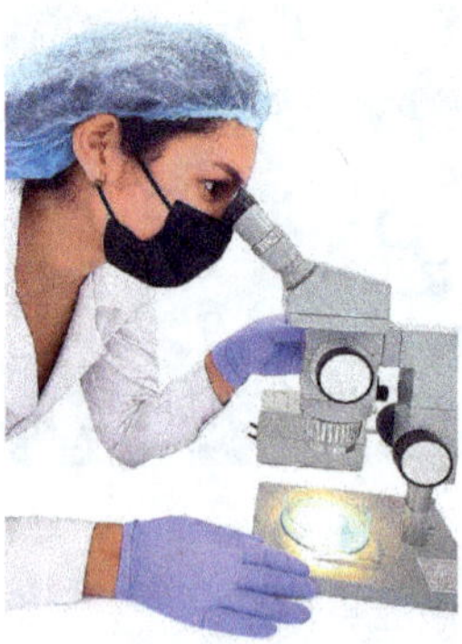

Figura 13. Observación mediante el estereomicroscopio

Técnicas cuantitativas

Método de McMaster

El método de McMaster constituye una de las técnicas coproparasitológicas más empleadas en medicina veterinaria y parasitología aplicada, debido a su utilidad para cuantificar la carga parasitaria en animales domésticos y de producción. Fue desarrollado a mediados del siglo XX en el McMaster Laboratory of the Council for Scientific and Industrial Research (CSIR) en Sídney, Australia, con el objetivo de estandarizar la medición de huevos de helmintos gastrointestinales en muestras fecales, especialmente de ovinos y bovinos. Desde entonces, ha sido adaptado y perfeccionado, consolidándose como una técnica de referencia en epidemiología y control de helmintiasis.

El principio del método se basa en la flotación diferencial de los huevos en soluciones con alta densidad específica, lo que permite separarlos de los restos fecales y cuantificarlos mediante una cámara especial denominada cámara de McMaster, que contiene dos celdas con un volumen conocido, la cual está fabricada de acrílico o vidrio. Las versiones de acrílico se fabrican con una cuadrícula grabada, mientras que las de vidrio suelen ser de vidrio óptico. La versión de acrílico tiene ventajas sobre la de vidrio, ya que se caracteriza por su durabilidad con el paso del tiempo, pero las cámaras de vidrio ofrecen una mejor transparencia y precisión óptica de conteo.

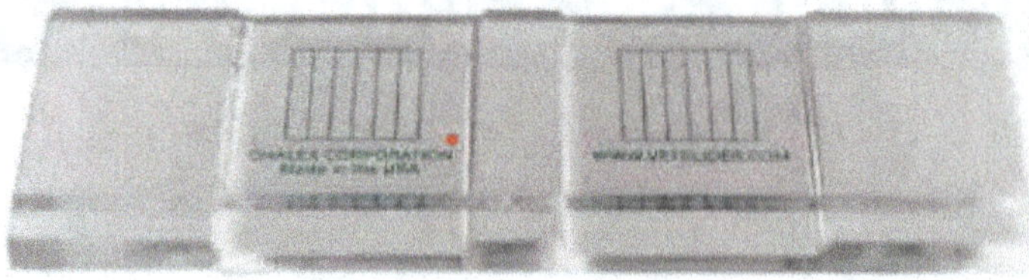

Figura 1. Cámara de McMaster

En este método, el factor de dilución es de vital importancia; depende del volumen de la cámara y de la cantidad de muestra procesada. En el método estándar, cada huevo observado equivale aproximadamente a 50 HPG (huevos por gramo de heces), aunque este valor puede variar según la adaptación utilizada.

Los usos principales de la técnica de McMaster incluyen la monitorización de infecciones por nemátodos gastrointestinales en animales domésticos, la evaluación de programas de control antihelmíntico y la investigación epidemiológica. Su ventaja radica en ser un método rápido, económico, estandarizado y útil para cuantificar la intensidad de la infección, lo que lo diferencia de técnicas cualitativas como la sedimentación o la flotación simple. Además, se destaca la posibilidad de procesar un gran número de muestras, su reproducibilidad y su aplicabilidad en estudios de campo. Sin embargo, también presenta limitaciones: su sensibilidad es moderada, lo que puede generar falsos negativos en infecciones leves; requiere entrenamiento técnico para garantizar precisión en el conteo; y algunos huevos u ooquistes frágiles pueden dañarse en soluciones hiperosmóticas, lo que dificulta su identificación.

Materiales y reactivos

- Muestras fecales
- Cámara de McMaster
- Vasos de precipitación

- Micropipeta
- Cernidor
- Tubo de vidrio o pipeta Pasteur
- Solución de flotación (sacarosa)

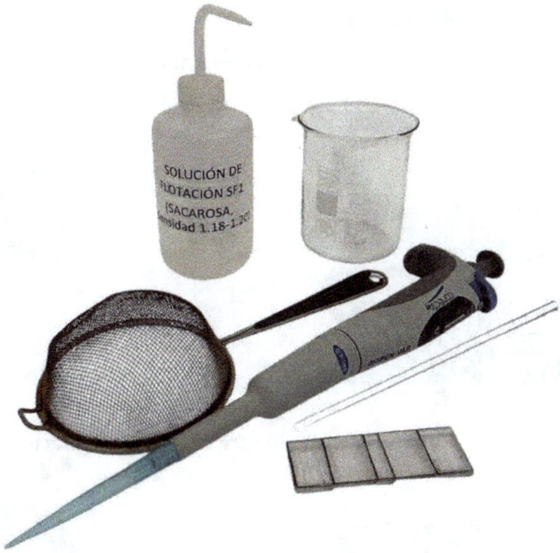

Figura 2. Materiales de la técnica de McMaster

Procedimiento

1. Pesar en un vaso de precipitación 2 g de heces, preferiblemente frescas.

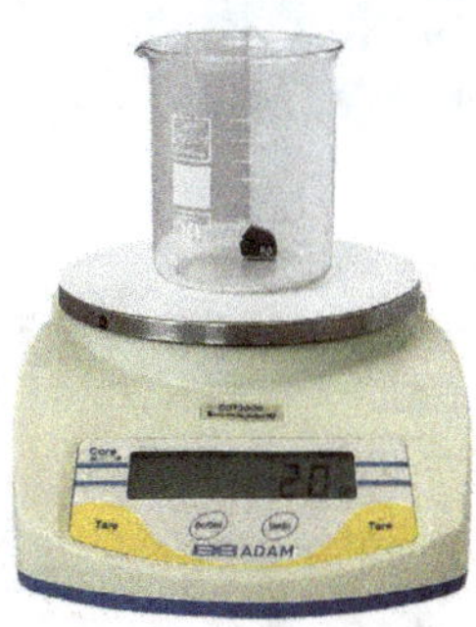

Figura 3. Muestra de heces fecales.

2. Añadir 28 mL de solución de flotación (sacarosa) en el vaso de precipitación que contiene la muestra.

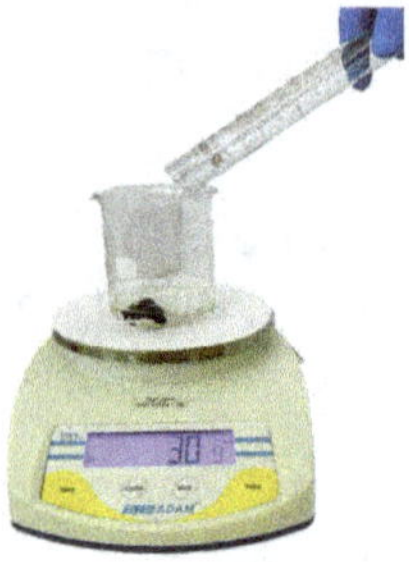

Figura 4. Colocación de la solución de flotación.

3. Mezclar bien con ayuda del tubo de vidrio y homogeneizar.

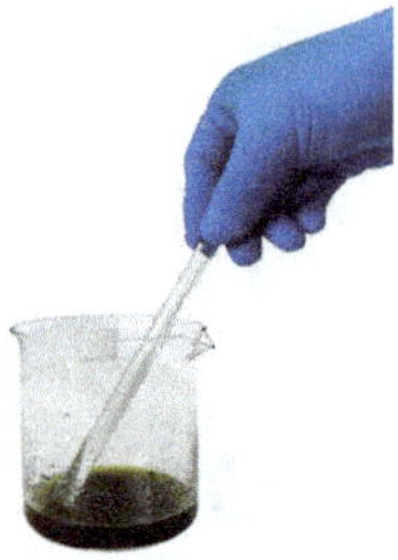

Figura 5. Homogeneización de la muestra.

4. Filtrar la suspensión usando el colador de malla fina, recogiendo el filtrado en otro vaso de precipitación.

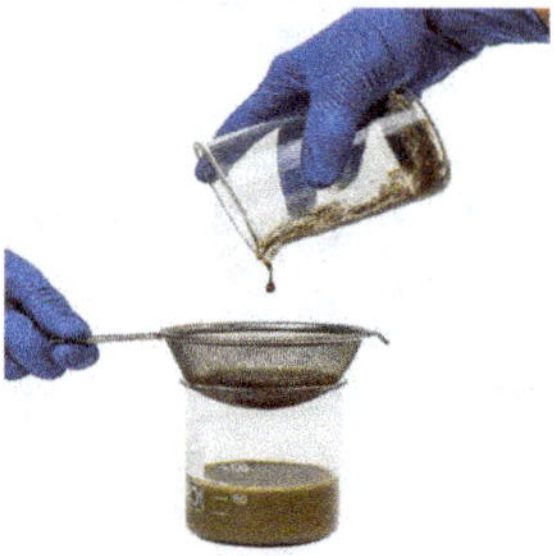

Figura 6. Filtración de la muestra.

IMPORTANTE RECORDAR

Se recomienda humedecer previamente la cámara de McMaster antes de añadir la suspensión fecal, con el fin de favorecer una adecuada distribución de la solución y evitar la formación de burbujas que interfieran en la lectura microscópica.

5. Llenar la cámara de McMaster con el filtrado usando la micropipeta. Debe llenarse toda la cámara, no solo el área bajo la rejilla de conteo. Si se observan burbujas de aire, retire el líquido y vuelva a intentar.

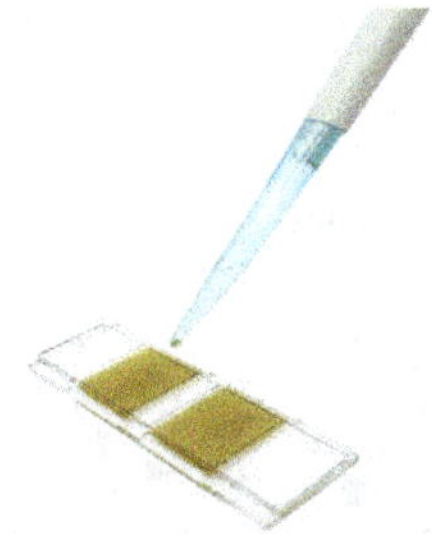

Figura 7. Colocación de la muestra en la cámara de McMaster.

6. Dejar reposar de 3 a 5 minutos para que se produzca el proceso de flotación.

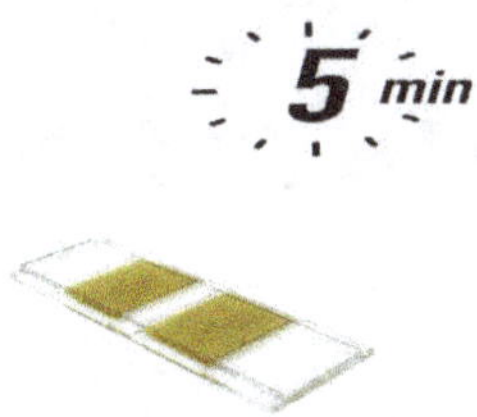

Figura 8. Reposo de la cámara de McMaster.

7. Enfocar en el microscopio con el objetivo 10× y contar los huevos, ooquistes o cualquier otro estadio del parásito en ambas rejillas de la cámara.

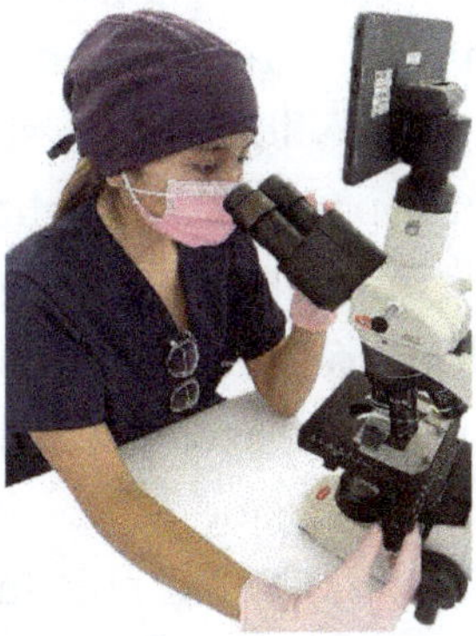

Figura 9. Observación de la cámara de McMaster con el objetivo 10×.

Para determinar el número de huevos/ooquistes por gramo de heces, sumar los recuentos en ambas cámaras y aplicar la siguiente fórmula:

HPG/OPG = número de huevos u ooquistes de la misma especie contados en la cámara 1 + número de huevos u ooquistes de la misma especie contados en la cámara 2 × el factor de multiplicación 50.

IMPORTANTE RECORDAR

Cuando se emplean 4 g de heces diluidos en 28-30 mL de solución de flotación, el factor de multiplicación utilizado para el cálculo de huevos por gramo (HPG) es 25. Esta relación garantiza la estandarización del recuento parasitario y la comparabilidad de los resultados entre diferentes análisis.

FLOTAC

Esta técnica de identificación básica, FLOTAC, se basa principalmente en detectar elementos parasitarios en la superficie de la solución de flotación después de la centrifugación. Es una técnica coproparasitaria cualitativa y cuantitativa de parásitos en heces de animales de importancia veterinaria. Se utiliza la técnica de flotación por centrifugación, que asegura que los elementos parasitarios asciendan a la superficie de la cámara de flotación, mientras que los residuos se sedimentan en el fondo. El dispositivo FLOTAC consta de 2 cámaras de 5 mL cada una, que permite analizar hasta 1 g de muestra fecal, en el cual podemos realizar el conteo bajo el microscopio (Cringoli *et al.*, 2010).

La técnica FLOTAC es un método coproparasitario innovador desarrollado para mejorar la sensibilidad y especificidad en la detección y cuantificación de parásitos intestinales en humanos y animales. Fue concebida a finales de la década de 1990 por Giuseppe Cringoli y colaboradores en la Universidad de Nápoles Federico II (Italia), como respuesta a las limitaciones de las técnicas clásicas de flotación y sedimentación, las cuales, aunque útiles, presentaban problemas de sensibilidad en infecciones de baja intensidad y falta de estandarización en los recuentos. La publicación formal de la metodología ocurrió en 2004 y, desde entonces, se ha expandido globalmente, especialmente en estudios epidemiológicos y en programas de control de helmintiasis.

El principio de FLOTAC combina flotación en soluciones de alta densidad específica con un sistema de cámaras que permite la cuantificación precisa de huevos, larvas, ooquistes y quistes. La técnica utiliza dispositivos especiales llamados aparato FLOTAC, que constan de dos cámaras de 5 mL cada una, diseñadas para examinar grandes volúmenes de suspensión fecal (hasta 1 g de heces en 10 mL de solución). Esto representa una ventaja significativa respecto a técnicas como McMaster, que solo examinan pequeñas fracciones de muestra.

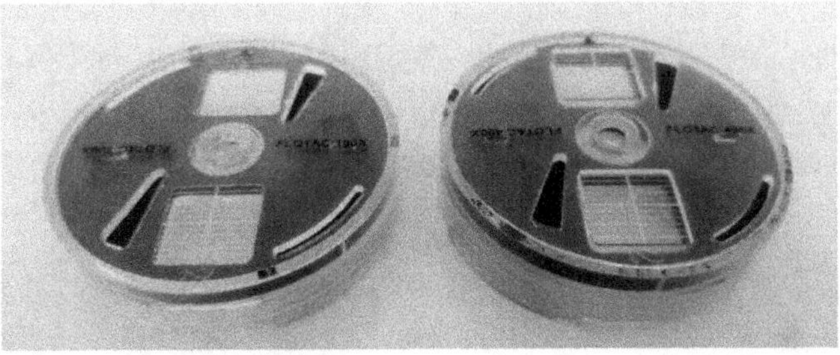

Figura 1. Aparato FLOTAC 100× y 400×

El procedimiento incluye la homogenización de una cantidad definida de heces en soluciones de flotación (densidad entre 1.18 y 1.35 g/mL), como cloruro de sodio, sulfato de zinc, cloruro de magnesio, sacarosa o nitrato de sodio, dependiendo del tipo de parásito a detectar. La suspensión se filtra, centrifuga y transfiere a las cámaras de FLOTAC, donde, tras la flotación, los elementos parasitarios quedan atrapados en la interfase y pueden contarse con un microscopio óptico.

Los usos de FLOTAC abarcan tanto la parasitología humana como veterinaria. Se aplica en la detección de helmintos gastrointestinales (*Ascaris* spp., *Trichuris* spp., ancilostomídeos), protozoos (*Giardia* spp., *Entamoeba histolytica, Cystoisospora* spp., *Eimeria* spp.), coccidios y otros parásitos intestinales. Entre sus ventajas, se destacan una alta sensibilidad y especificidad, incluso en infecciones de baja intensidad, debido a la capacidad de procesar un mayor volumen de muestra, aumentando la representatividad y reduciendo el número de falsos negativos en comparación con técnicas tradicionales como Kato-Katz y McMaster. Sin embargo, también presenta desventajas, ya que requiere un equipo específico (aparato FLOTAC) que no siempre está disponible en laboratorios de recursos limitados, así como centrífugas de mayor capacidad. El procedimiento es más complejo y demanda mayor capacitación técnica que las pruebas convencionales. Además, el tiempo de procesamiento es más prolongado, lo que puede limitar su aplicabilidad en laboratorios con alto volumen de muestras. Finalmente, el costo inicial del equipamiento y las soluciones de flotación puede ser una barrera en entornos de bajos recursos.

IMPORTANTE RECORDAR

En comparación con otras técnicas coproparasitológicas, FLOTAC ha demostrado una sensibilidad hasta diez veces superior a la del método Kato-Katz en la detección de determinados helmintos, además de ofrecer una recuperación más consistente de protozoos que la técnica de Ritchie.

Materiales y reactivos

- Balanza
- SF1: solución de azúcar de Sheather
- Agua destilada
- Vasos de precipitación
- Abatelenguas
- Tamiz de alambre
- Tubos cónicos
- Pipeta
- Aparato FLOTAC-100
- Centrífuga
- Microscopio

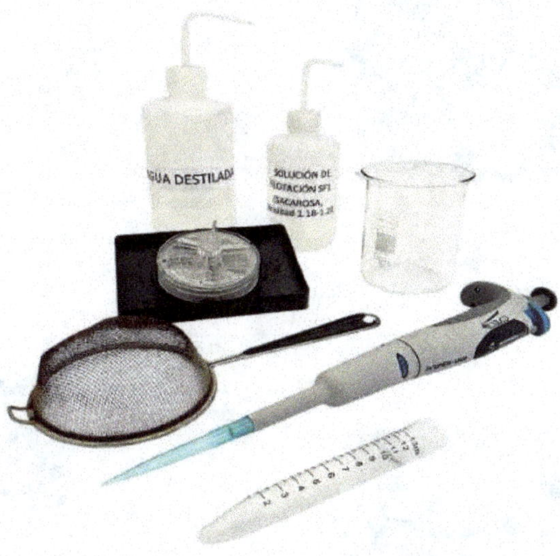

Figura 2. Materiales del método FLOTAC

Procedimiento

1. Pesar en un vaso de precipitación 10 g de heces, preferiblemente frescas o no muy secas.

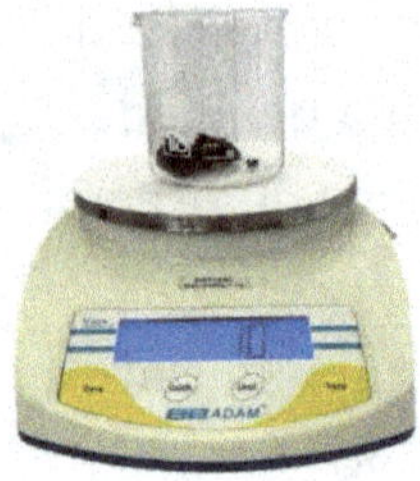

Figura 3. Muestra de heces fecales.

2. Mezclar 10 g de heces con 90 mL de agua destilada (proporción 1:10).

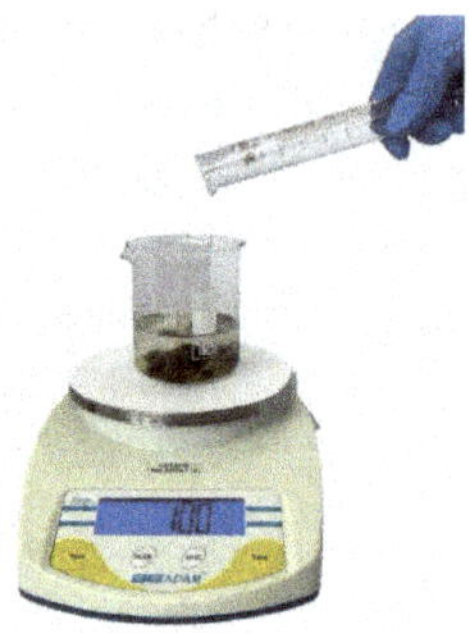

Figura 4. Colocación de agua destilada.

3. Homogeneización: batir la mezcla con batidora de mano o con varilla de agitación.

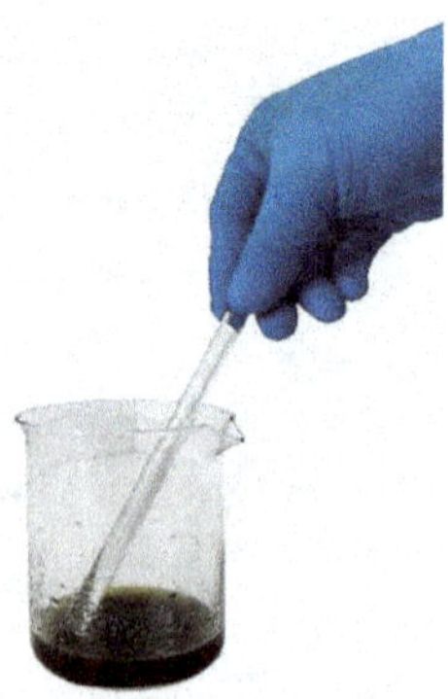

Figura 5. Homogeneización de la muestra.

4. Filtrado: pasar la suspensión por un tamiz de 250 µm para eliminar residuos.

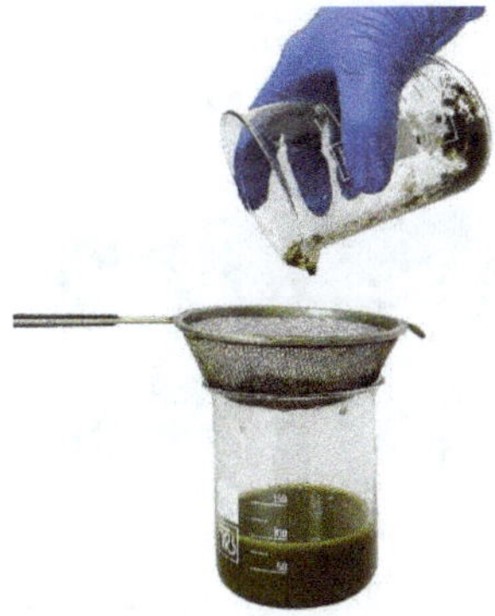

Figura 6. Filtración de la muestra.

5. Transferir 6 mL de la suspensión filtrada a cada uno de los dos tubos cónicos.

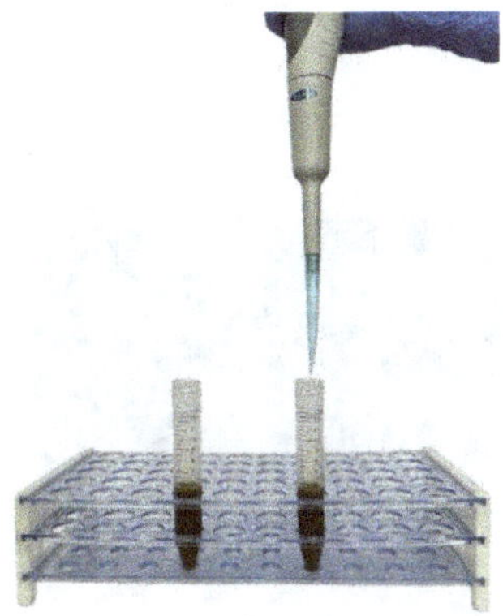

Figura 7. Colocación de la muestra en tubo cónico.

6. Centrifugar a 1500 rpm durante 3 min.

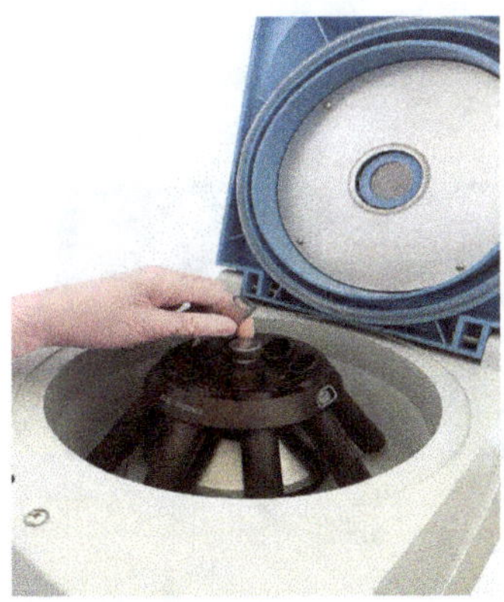

Figura 8. Centrifugación.

7. Descartar el sobrenadante, conservar solo el sedimento.

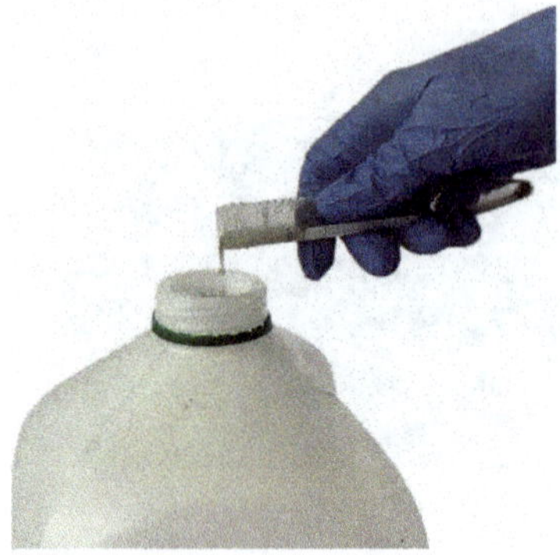

Figura 9. Eliminación del desecho.

8. Adición de solución de azúcar de Sheather (FS) hasta 6 mL.

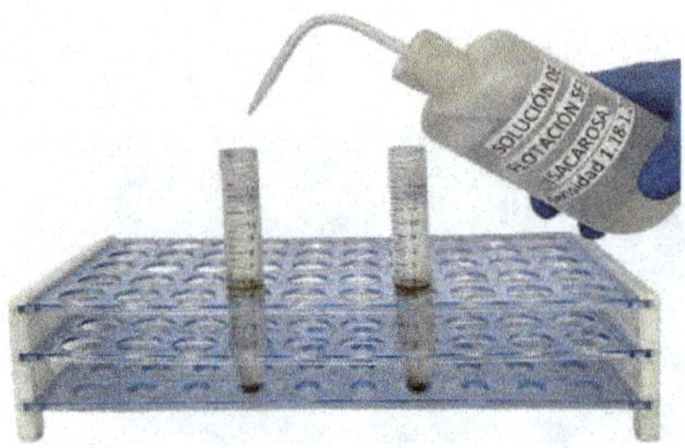

Figura 10. Colocación de la solución de flotación.

9. Homogeneizar suavemente con pipeta Pasteur.

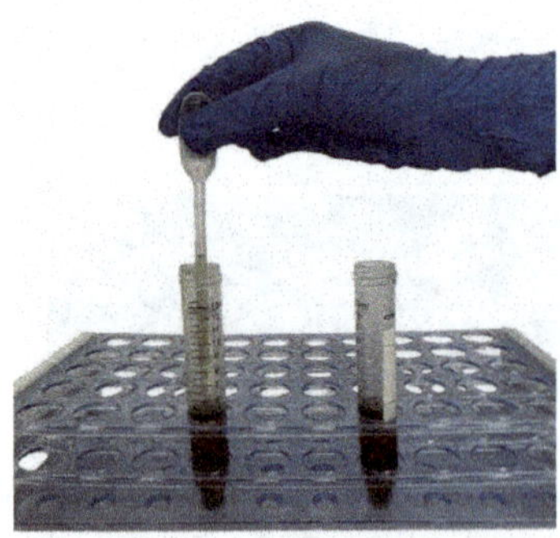

Figura 11. Leve homogeneización.

10. Adición de 5 mL en ambas cámaras FLOTAC.

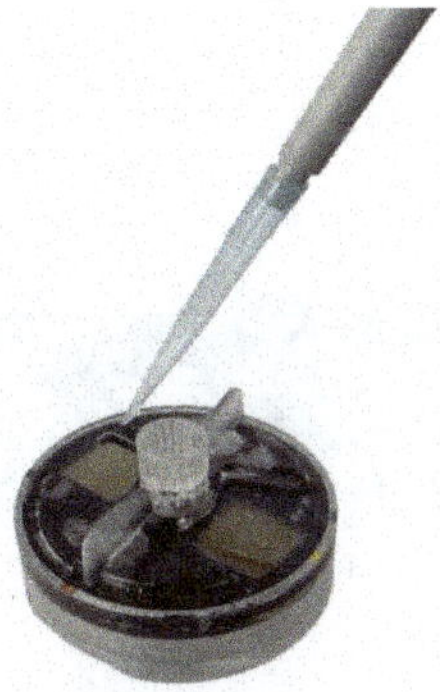

Figura 12. Colocación de 5 mL en cámaras FLOTAC.

11. Cerrar el aparato y centrifugar a 1000 rpm durante 5 min.

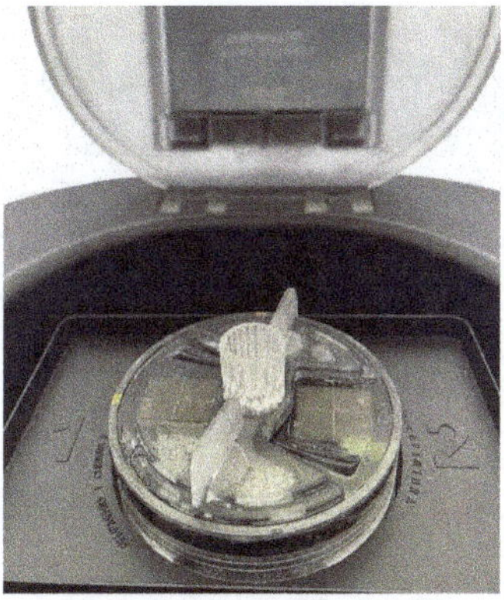

Figura 13. Centrifugación.

12. Girar el disco de traducción para llevar el contenido flotante a la superficie.

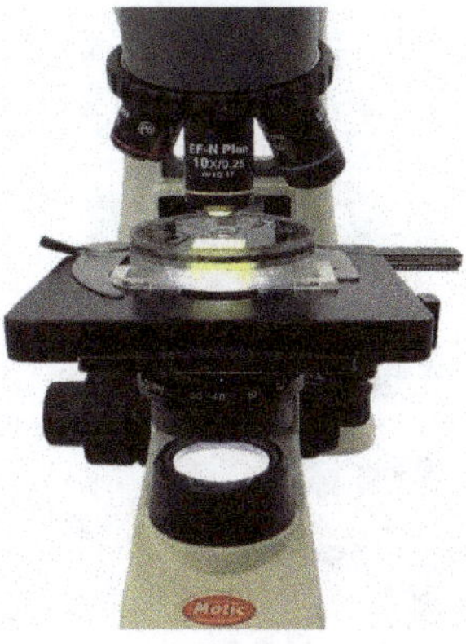

Figura 14. Giro de disco de traducción de FLOTAC.

13. Observación al microscopio.

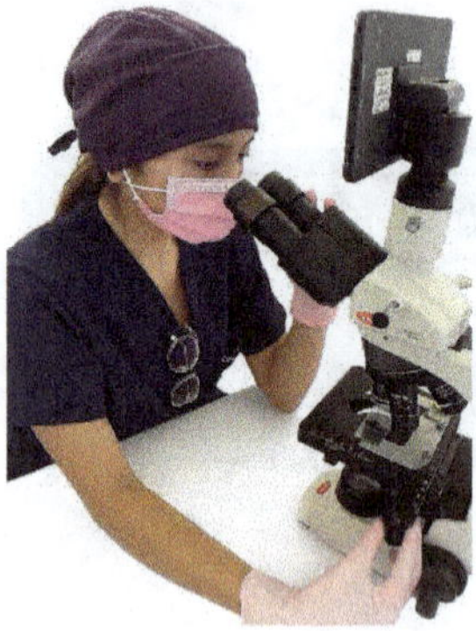

Figura 15. Observación al microscopio.

14. Conteo:

a. Usar FLOTAC-100 (×100) para huevos grandes (p. ej., *Ascaris, Fasciola*) y larvas.
b. Usar FLOTAC-400 (×400) para protozoos pequeños (p. ej., *Eimeria, Giardia*) o huevos diminutos.
c. Contar elementos parasitarios en todas las cuadrículas.
d. Aplicar el factor de multiplicación según la dilución utilizada.
e. Con una dilución 1:10, el factor es 2 para calcular los HPG (huevos por gramo), LPG (larvas por gramo) u OPG (ooquistes/quistes por gramo).

IMPORTANTE RECORDAR

En la técnica FLOTAC, el factor de multiplicación para el cálculo de huevos/larvas/ooquistes por gramo (HPG/LPG/OPG) depende de la dilución empleada: corresponde a 2 cuando se utiliza una relación de dilución 1:10, a 4 para una dilución 1:20 y a 5 en el caso de una dilución 1:25.

Método de Kato-Katz

La técnica Kato-Katz es uno de los métodos de diagnóstico coproparasitario cuantitativo más utilizados a nivel mundial para el diagnóstico de infecciones intestinales por helmintos transmitidos por el suelo (geohelmintos) y esquistosomas. Fue desarrollada en 1972 por Katz, Chaves y Pellegrino en Brasil, con el objetivo de estandarizar una técnica sencilla, económica y reproducible que permitiera no solo detectar la presencia de huevos parasitarios en muestras de heces, sino también estimar la intensidad de la infección a través del recuento de huevos por gramo de heces (HPG). Desde su introducción, se convirtió en la técnica de referencia de la Organización Mundial de la Salud (OMS) para estudios epidemiológicos, control de helmintiasis y programas de eliminación de esquistosomiasis.

Históricamente, el Kato-Katz representó un gran avance frente a técnicas cualitativas tradicionales, como la flotación de Willis o la sedimentación espontánea, pues permitió un enfoque estandarizado y cuantitativo del diagnóstico parasitológico. Esto lo convirtió en una herramienta indispensable en estudios de campo, especialmente en regiones endémicas de África, Asia y América Latina, donde los programas de control de geohelmintiasis y esquistosomiasis requieren datos precisos sobre prevalencia e intensidad de infección para planificar y evaluar intervenciones. Entre sus usos principales se destaca la vigilancia epidemiológica de *Ascaris lumbricoides*, *Trichuris trichiura* y ancilostomídeos, así como de *Schistosoma mansoni* y otras especies de esquistosomas intestinales en humanos. En veterinaria, el método se ha utilizado principalmente en el diagnóstico de infecciones por nemátodos gastrointestinales en bovinos, ovinos, caprinos, equinos y caninos, así como en estudios epidemiológicos de esquistosomiasis en especies domésticas y silvestres. Además, se emplea en ensayos clínicos para medir la eficacia de antihelmínticos mediante la reducción del número de huevos posterior al tratamiento y en estudios de dinámica de transmisión parasitaria.

Las ventajas de la técnica Kato-Katz incluyen su bajo costo, facilidad de aplicación en condiciones de campo, posibilidad de procesar un gran número de muestras en poco tiempo y su capacidad para proporcionar datos cuantitativos de la carga parasitaria. Sin embargo, presenta varias limitaciones, como la baja sensibilidad en infecciones de baja intensidad, lo que puede subestimar la verdadera prevalencia en áreas donde se han implementado programas de control exitosos. Además, los huevos de ancilostomídeos (*Ancylostoma caninum*, *ceylanicum*, *tubaeforme*) tienden a degenerarse rápidamente tras la preparación, lo que limita el tiempo útil de observación a pocas horas. Asimismo, la técnica no permite la detección de protozoos intestinales como *Cystoisospora* spp., *Eimeria* spp., etc.

Materiales y reactivos

- Muestra fecal fresca
- Espátula de plástico
- Malla de nylon (60-105 µm)
- Plantilla perforada
- Portaobjetos
- Membrana de celofán hidrofílico
- Pinzas
- Papel bond o papel periódico
- Solución de verde de malaquita al 3 %
- Agua destilada
- Glicerina

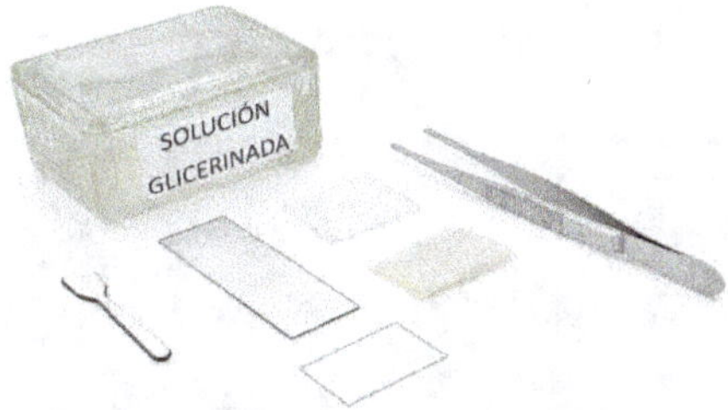

Figura 1. Materiales utilizados en la técnica Kato-Katz.

Solución de glicerina y verde de malaquita (solución aclarante)

- Solución de verde de malaquita al 3 % (en 1 mL de agua destilada disolver 0.03 g de verde de malaquita).
- 100 mL de agua destilada.
- 100 mL de glicerina.

Preparación: mezclar 100 mL de agua destilada y 100 mL de glicerina de manera uniforme. Agregar 1 mL de verde de malaquita acuosa al 3 % y homogeneizar. Sumergir las membranas de celofán en la solución durante un mínimo de 24 horas antes de su uso.

Procedimiento

1. Colocar una cantidad pequeña de la muestra fecal sobre una hoja de papel bond.

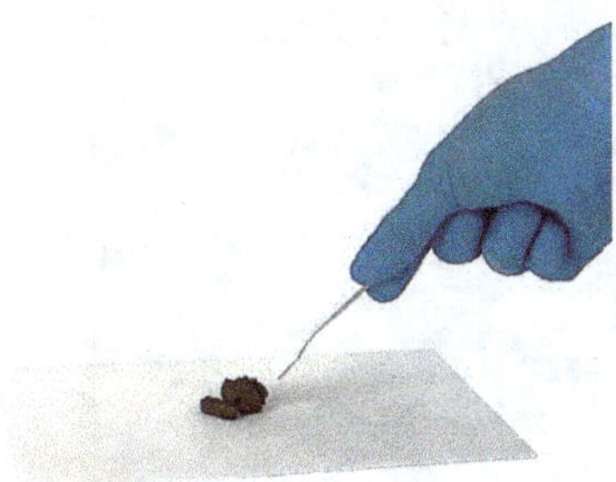

Figura 2. Colocación de muestra fecal.

IMPORTANTE RECORDAR

La muestra fecal destinada a la técnica de Kato-Katz debe ser fresca, no preservada en formol, y presentar una consistencia adecuada que permita su manipulación y procesamiento. No son aptas las muestras diarreicas ni aquellas con exceso de detritos, ya que interfieren en la preparación y en la correcta visualización de los huevos parasitarios.

2. Colocar la malla de nylon sobre la muestra fecal; con una espátula plástica, hacer presión para que las heces pasen por la malla de nylon.

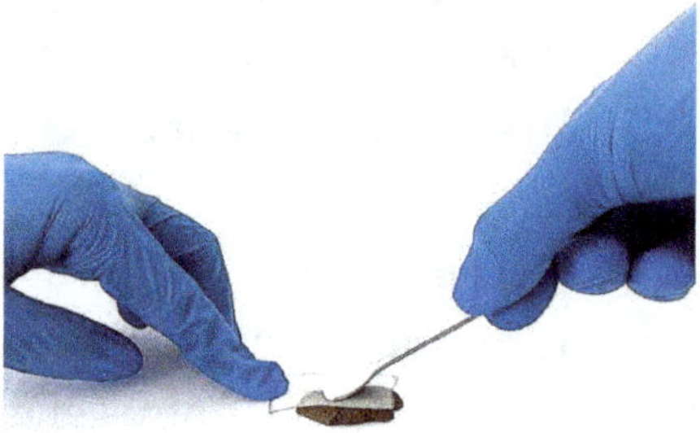

Figura 3. Obtención de heces por la malla de nylon.

3. Colocar en el centro del portaobjetos la plantilla con el agujero. Llenar al ras el agujero de la plantilla con la muestra fecal obtenida después de pasarle por la rejilla.

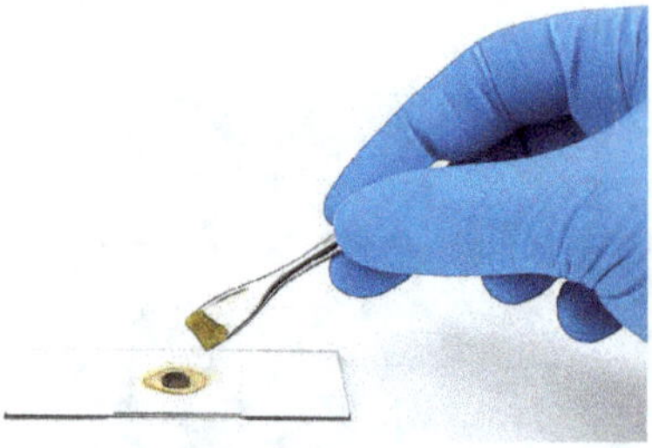

Figura 3. Obtención de heces por la malla de nylon.

4. Levantar la plantilla con cuidado, manteniendo la forma de círculo.

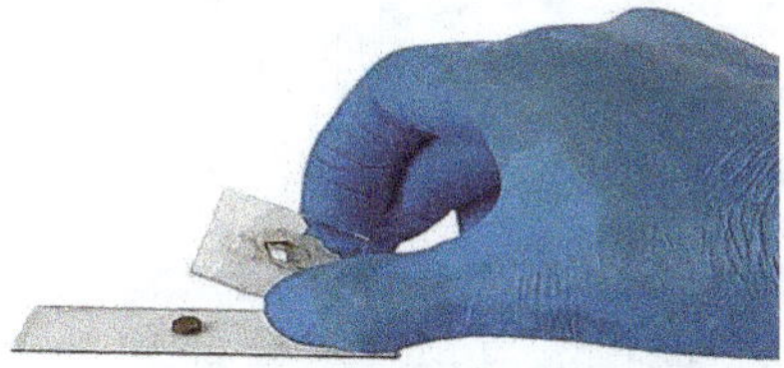

Figura 5. Retiro de la plantilla plástica.

5. Colocar la membrana de celofán hidrofílico con la solución glicerinada sobre el círculo de heces.

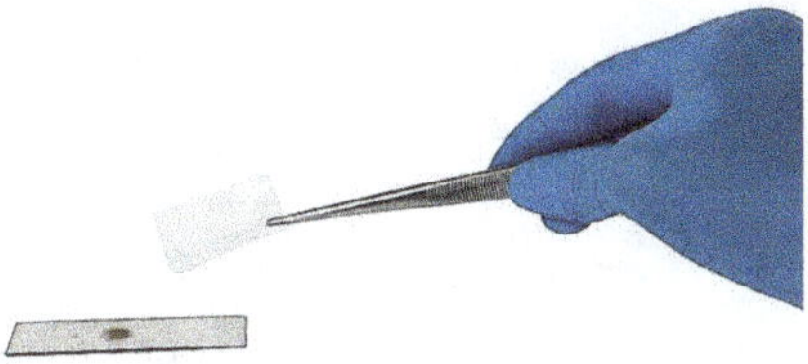

Figura 6. Colocación de la membrana de celofán.

6. Invertir el portaobjetos y presionar en una superficie plana de manera uniforme para extender las heces en forma de círculo.

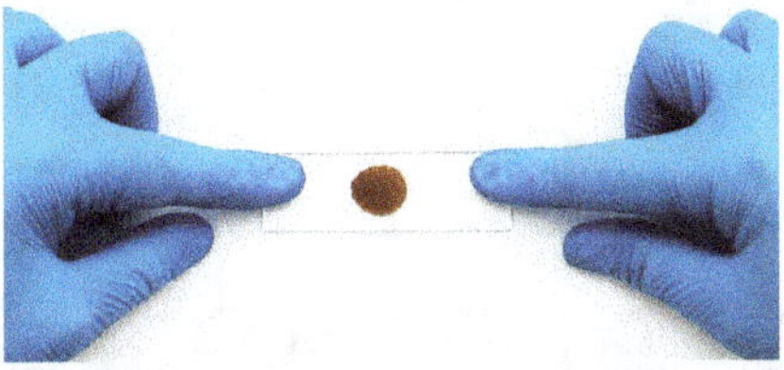

Figura 7. Presión sobre el portaobjetos de manera uniforme.

7. Colocar cuidadosamente el portaobjetos con la membrana de celofán hacia arriba y mantener a temperatura ambiente durante una hora.

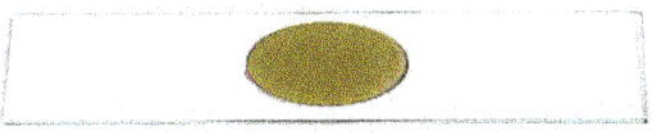

Figura 8. Resultado de la presión sobre el portaobjetos.

8. Observar en el microscopio con objetivos 10× y 40×.

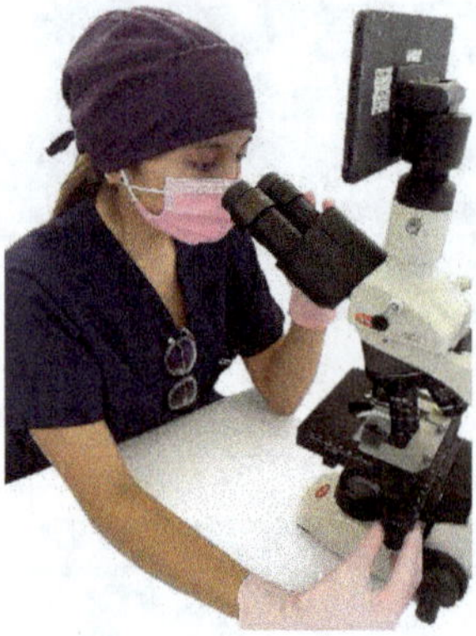

Figura 9. Observación en el microscopio en 10×.

Para determinar el número de huevos por gramo de heces, sumar los huevos de la misma especie y multiplicamos por 24 en caso de un templete de 41.7 mg o por 20 en caso de una plantilla de 50 mg.

IMPORTANTE RECORDAR

Si realizamos más de una placa de Kato-Katz por muestra debemos realizar un promedio mediante la suma de los valores estimados de HPG de cada placa dividido para el número de placas.

Bibliografía

Técnicas de flotación

Bowman, D. D. (2021). *Georgis' Parasitology for Veterinarians* (11th ed.). Elsevier.

Chhabra, M. B., & Singla, L. D. (2009). Diagnostic trends in parasitic diseases of animals. *Indian Journal of Animal Sciences*, 79(2), 111-115.

Dryden, M. W., Payne, P. A., Ridley, R., & Smith, V. (2005). Comparison of common fecal flotation techniques for the recovery of parasite eggs and oocysts. *Veterinary Therapeutics*, 6(1), 15-28.

Foreyt, W. J. (2013). *Veterinary Parasitology Reference Manual* (5th ed.). Wiley-Blackwell.

Hendrix, C. M., & Robinson, E. D. (2016). *Diagnostic Parasitology for Veterinary Technicians* (5th ed.). Elsevier.

Hutchinson, G. W., & Tromba, F. G. (1980). Comparative efficiency of flotation techniques for the recovery of helminth eggs from feces. *Journal of Parasitology*, 66(1), 116-117.

Little, M. D. (1966). Comparative morphologic studies on helminth eggs recovered by flotation techniques. *American Journal of Tropical Medicine and Hygiene*, 15(4), 589-592.

Maldonado, J. F., & Acosta-Matienzo, J. (1947). A study of flotation methods for the recovery of helminth ova from feces. *Puerto Rico Journal of Public Health and Tropical Medicine*, 23(3), 361-371.

Soulsby, E. J. L. (1987). *Helminths, Arthropods and Protozoa of Domesticated Animals* (7th ed.). Baillière Tindall.

Taylor, M. A., Coop, R. L., & Wall, R. L. (2016). *Veterinary Parasitology* (4th ed.). Wiley-Blackwell.

Thienpont, D., Rochette, F., & Vanparijs, O. F. J. (1986). *Diagnosing Helminthiasis by Coprological Examination.* Janssen Research Foundation.

Willis, H. H. (1921). A simple levitation method for the detection of hookworm ova. *Medical Journal of Australia*, 2(18), 375-376.

Técnica de flotación de Willis

Carvalho, G. L. X., Moreira, E. L., Pena, J. L., Marinho, C. C., Bahia, M. T., & Machado-Coelho, G. L. L. (2012). A comparative study of the TF-test®,

Kato-Katz, Hoffman-Pons-Janer, Willis and Baermann-Moraes coprologic methods for the detection of human parasitosis. *Memórias do Instituto Oswaldo Cruz*, 107(1), 80-84.

Coêlho, M. D. G., Faria, A. G., Maciel, L. T. R., & Silva-Coêlho, F. A. (2019). Willis's method modification with a view to improving routine coproparasitological diagnosis. *Revista Patología Tropical*, 48(1), 25-34.

Dos Santos Zanetti, A., *et al.* (2021). A systematic review and meta-analysis of diagnostic tests for human intestinal parasites: evaluation of Willis and Baermann-Moraes coproparasitic methods. *Parasite*, 28, 10.

Mesquita, J. R., Esteves, F., Santos, C., Mega, C., Coelho, C., Cruz, R., Vala, H., & Nóbrega, C. (2017). ABC series on diagnostic parasitology part 1: the Willis method. *The Veterinary Nurse*, 8(7), 398-402.

Núñez-Fernández, F. A., Sanjurjo González, E., & Finlay Villalvilla, C. M. (1991). Comparison of several coproparasitological techniques for the diagnosis of soil-transmitted intestinal helminthiasis. *Revista do Instituto de Medicina Tropical de São Paulo*, 33(5), 403-406.

Soares, F. A., *et al.* (2020). A historical review of the techniques of recovery of human parasites from stools: where are we now? *Revista da Sociedade Brasileira de Medicina Tropical.*

Santana, B. de, Silva, T. L. B., Ramos, R. A. N., Alves, L. C., & Carvalho, G. A. (2015). Evaluation of different parasitological techniques for diagnosing intestinal parasites in dogs. *Open Journal of Veterinary Medicine*, 5, 19-24.

Willis, H. H. (1921). A simple levitation (flotation) method for the detection of hookworm ova. *Medical Journal of Australia*, 2, 375-376.

Técnica de flotación de Faust

Bowman, D. D. (2020). *Georgis' Parasitology for Veterinarians*. Elsevier.

Coles, G. C., Bauer, C., Borgsteede, F. H., Geerts, S., Klei, T. R., Taylor, M. A., & Waller, P. J. (2006). World Association for the Advancement of Veterinary Parasitology (WAAVP): guidelines for anthelmintic efficacy testing. *Veterinary Parasitology*, 136(3-4), 379-396.

Cringoli, G., Rinaldi, L., Maurelli, M. P., & Utzinger, J. (2010). FLOTAC: New multivalent techniques for qualitative and quantitative copromicroscopic diagnosis of parasites in animals and humans. *Nature Protocols*, 5(3), 503-515.

Dryden, M. W., Payne, P. A., Ridley, R., & Smith, V. (2005). Comparison of common fecal flotation techniques for the recovery of parasite eggs and oocysts. *Veterinary Therapeutics*, 6(1), 15-28.

Montresor, A., Crompton, D. W., Hall, A., Bundy, D. A., & Savioli, L. (1998). *Guidelines for the Evaluation of Soil-Transmitted Helminthiasis and Schistosomiasis at Community Level.* WHO.

Olsen, A., van Lieshout, L., Marti, H., Polderman, T., Polman, K., Steinmann, P., ... & Magnussen, P. (2009). Strongyloidiasis—the most neglected of the neglected tropical diseases? *Transactions of the Royal Society of Tropical Medicine and Hygiene*, 103(10), 967-972.

Taylor, M. A., Coop, R. L., & Wall, R. L. (2016). *Veterinary Parasitology* (4th ed.). Wiley-Blackwell.

Thienpont, D., Rochette, F., & Vanparijs, O. F. (1986). *Diagnosing Helminthiasis by Coprological Examination*. Janssen Research Foundation.

Urquhart, G. M., Armour, J., Duncan, J. L., Dunn, A. M., & Jennings, F. W. (2013). *Veterinary Parasitology* (2nd ed.). Wiley.

Técnicas de concentración

Ash, L. R., & Orihel, T. C. (2007). *Atlas of Human Parasitology* (5th ed.). American Society for Clinical Pathology.

Becker, S. L., Vogt, J., Knopp, S., Panning, M., Warhurst, D. C., Polman, K., & Utzinger, J. (2011). Persistent digestive disorders in the tropics: causative infectious pathogens and diagnostic challenges. *Infectious Diseases of Poverty*, 2(8), 1-18.

Cringoli, G., Rinaldi, L., Maurelli, M. P., & Utzinger, J. (2010). FLOTAC: New multivalent techniques for qualitative and quantitative copromicroscopic diagnosis of parasites in animals and humans. *Nature Protocols*, 5(3), 503-515.

Faust, E. C., Sawitz, W., Tobie, J., Odom, V., Peres, C., & Lincicome, D. R. (1938). Comparative efficiency of various techniques for the diagnosis of protozoa and helminths in feces. *American Journal of Tropical Medicine and Hygiene*, 18(2), 169-183.

García, L. S. (2016). *Diagnostic Medical Parasitology* (6th ed.). ASM Press.

Lutz, A. (1919). O *Schistosomum mansoni* e a schistosomatose segundo observações feitas no Brasil. *Memórias do Instituto Oswaldo Cruz*, 11(1), 121-155.

Nunes, R. L., Nunes, F. M., & Carvalho, L. B. (2019). Advances and perspectives in coproparasitological techniques. *Revista Brasileira de Parasitologia Veterinária*, 28(4), 621-630.

Ritchie, L. S. (1948). An ether sedimentation technique for routine stool examinations. *Bulletin of the U.S. Army Medical Department*, 8(4), 326.

World Health Organization. (2019). *Bench Aids for the Diagnosis of Intestinal Parasites*. WHO.

Zajac, A. M., & Conboy, G. A. (2012). *Veterinary Clinical Parasitology* (8th ed.). Wiley-Blackwell.

Método de Harada-Mori

Ash, L. R., & Orihel, T. C. (2007). *Atlas of Human Parasitology* (5th ed.). ASCP Press.

Bethony, J., Brooker, S., Albonico, M., Geiger, S. M., Loukas, A., Diemert, D., & Hotez, P. J. (2006). Soil-transmitted helminth infections: ascariasis, trichuriasis, and hookworm. *The Lancet*, 367(9521), 1521-1532.

Bowman, D. D. (2014). *Georgis' Parasitology for Veterinarians* (10th ed.). Elsevier.

Garcia, L. S. (2016). *Diagnostic Medical Parasitology* (6th ed.). ASM Press.

Harada, I., & Mori, O. (1955). A new method for culturing hookworm. *Yonago Acta Medica*, 1, 177-179.

Hira, P. R., & Patel, B. G. (1980). Human strongyloidiasis in Kuwait: The Harada-Mori culture method for detection of larvae. *Annals of Tropical Medicine & Parasitology*, 74(3), 261-262.

Requena-Méndez, A., Chiodini, P., Bisoffi, Z., Buonfrate, D., Gotuzzo, E., & Muñoz, J. (2013). The laboratory diagnosis and follow up of strongyloidiasis: a systematic review. *PLoS Neglected Tropical Diseases*, 7(1), e2002.

Soulsby, E. J. L. (1987). *Parasitología y enfermedades parasitarias en los animales domésticos* (7.ª ed.). Interamericana.

Taylor, M. A., Coop, R. L., & Wall, R. L. (2016). *Veterinary Parasitology* (4th ed.). Wiley-Blackwell.

Verweij, J. J. (2014). Application of PCR-based methods for diagnosis of intestinal parasitic infections in the clinical laboratory. *Parasitology*, 141(14), 1863-1872.

Técnica de Baermann-Moraes

Baermann, G. (1917). Eine einfache Methode zur Auffindung von Anklyostomum (Nematoden) Larven in Erdproben. *Geneeskundig Tijdschrift voor Nederlandsch-Indië*, 57, 131-137.

Bowman, D. D. (2020). *Georgis' Parasitology for Veterinarians* (11th ed.). Elsevier.

Díaz, F., & Sánchez, J. (2019). Diagnóstico coproparasitario de nematodos en caninos con método de Baermann. *Revista Colombiana de Ciencias Pecuarias*, 32(3), 221-230.

Garcia, L. S. (2016). *Diagnostic Medical Parasitology* (6th ed.). ASM Press.

Henríquez, A. (2015). Utilidad del método de Baermann en el diagnóstico de estrongiloidiasis. *Revista Chilena de Infectología*, 32(6), 726-730.

Moraes, R. G. (1939). Método de Baermann modificado para a pesquisa de larvas de nematódeos nas fezes. *Revista do Serviço Especial de Saúde Pública*, 1(1), 79-91.

Neves, D. P. (2016). *Parasitologia Humana* (13.ª ed.). Atheneu.

Requena-Méndez, A., Chiodini, P., Bisoffi, Z., Buonfrate, D., Gotuzzo, E., & Muñoz, J. (2013). The Laboratory Diagnosis and Follow Up of Strongyloidiasis: A Systematic Review. *PLoS Neglected Tropical Diseases*, 7(1), e2002.

Rodríguez, A., & Rueda, C. (2018). Comparación de técnicas coproparasitarias en el diagnóstico de nematodos. *Revista de Salud Pública*, 20(2), 245-252.

Silva, R., & Torres, J. (2021). Adaptaciones de la técnica de Baermann-Moraes en medicina veterinaria. *Revista de Parasitología Veterinaria*, 45(2), 119-128.

Taylor, M. A., Coop, R. L., & Wall, R. L. (2015). *Veterinary Parasitology* (4th ed.). Wiley-Blackwell.

Thienpont, D., Rochette, F., & Vanparijs, O. F. J. (1986). *Diagnosing Helminthiasis by Coprological Examination*. Janssen Research Foundation.

Técnica de Ritchie (formol-éter)

Allen, A. V., & Ridley, D. S. (1970). Further observations on the formol-ether concentration technique for faecal parasites. *Journal of Clinical Pathology*, 23(6), 545-546.

Becker, A. C., Kraemer, A., & Epe, C. (2016). Diagnostic methods for detecting gastrointestinal parasites in humans and animals. *Parasitology Research*, 115(7), 2431-2445.

Cheesbrough, M. (2009). *District Laboratory Practice in Tropical Countries*. Cambridge University Press.

Elkins, D. B., Haswell-Elkins, M., & Anderson, R. M. (1986). The epidemiology and control of intestinal helminths in the community. *Transactions of the Royal Society of Tropical Medicine and Hygiene*, 80(5), 753-766.

Garcia, L. S. (2016). *Diagnostic Medical Parasitology* (6th ed.). ASM Press.

Knopp, S., Mgeni, A. F., Khamis, I. S., Steinmann, P., Stothard, J. R., & Rollinson, D. (2008). Diagnosis of soil-transmitted helminths in the era of preventive chemotherapy. *Acta Tropica*, 108(3), 263-270.

Markell, E. K., John, D. T., & Krotoski, W. A. (2013). *Medical Parasitology* (9th ed.). Saunders Elsevier.

Ritchie, L. S. (1948). An ether sedimentation technique for routine stool examinations. *Bulletin of the U.S. Army Medical Department*, 8, 326.

Ridley, D. S., & Hawgood, B. C. (1956). The value of formol-ether concentration of faecal cysts and ova. *Journal of Clinical Pathology*, 9(1), 74-76.

Tello, R., & Terashima, A. (2013). Métodos de diagnóstico parasitológico en heces. *Revista de Gastroenterología del Perú*, 33(4), 345-352.

WHO. (1994). *Bench Aids for the Diagnosis of Intestinal Parasites.* World Health Organization.

Zaman, V., & Coles, A. E. (1999). *Medical Parasitology.* Churchill Livingstone.

Sedimentación en copas

Ash, L. R., & Orihel, T. C. (2007). *Parasites: A Guide to Laboratory Procedures and Identification.* ASCP Press.

Becker, A. C., Kraemer, A., & Epe, C. (2016). Diagnostic methods for gastrointestinal parasites. *Parasitology Research,* 115(7), 2431-2445.

Bogitsh, B. J., Carter, C. E., & Oeltmann, T. N. (2018). *Human Parasitology* (5th ed.). Academic Press.

Bowman, D. D. (2020). *Georgis' Parasitology for Veterinarians* (11th ed.). Elsevier.

Chiodini, P. L., Moody, A. H., & Manser, D. W. (2001). *Atlas of Medical Helminthology and Protozoology* (4th ed.). Churchill Livingstone.

Garcia, L. S. (2016). *Diagnostic Medical Parasitology* (6th ed.). ASM Press.

Hotez, P. J., & Fenwick, L. (2009). Schistosomiasis in Africa: An emerging tragedy. *PLoS Neglected Tropical Diseases,* 3(9), e485.

Katz, N., Chaves, A., & Pellegrino, J. (1972). A simple device for quantitative stool thick-smear technique in schistosomiasis. *Revista do Instituto de Medicina Tropical de São Paulo,* 14, 397-400.

Knopp, S., Mgeni, A. F., & Stothard, J. R. (2008). Diagnosis of soil-transmitted helminths. *Acta Tropica,* 108(3), 263-270.

Markell, E. K., John, D. T., & Krotoski, W. A. (2013). *Medical Parasitology* (9th ed.). Saunders Elsevier.

Pan American Health Organization (PAHO). (2019). *Guidelines for Intestinal Parasite Control.* PAHO.

Ridley, D. S. (2012). *Parasitic Diseases: Diagnosis and Clinical Management.* CRC Press.

Tello, R., & Terashima, A. (2013). Métodos de diagnóstico parasitológico en heces. *Revista de Gastroenterología del Perú,* 33(4), 345-352.

World Health Organization (WHO). (1994). *Bench Aids for the Diagnosis of Intestinal Parasites.* WHO.

Zaman, V., & Coles, A. E. (1999). *Medical Parasitology.* Churchill Livingstone.

Método de McMaster

Bosco, A., Rinaldi, L., & Cringoli, G. (2018). Measuring faecal egg count reduction: Rationale and critical aspects. *Parasitology Research,* 117(11), 3415-3420.

Coles, G. C., Bauer, C., Borgsteede, F. H., Geerts, S., Klei, T. R., Taylor, M. A., & Waller, P. J. (1992). World Association for the Advancement of

Veterinary Parasitology (WAAVP) methods for detection of anthelmintic resistance. *Veterinary Parasitology*, 44(1-2), 35-44.

Cringoli, G., Rinaldi, L., Maurelli, M. P., & Utzinger, J. (2010). FLOTAC: New multivalent techniques for qualitative and quantitative copromicroscopic diagnosis of parasites in animals and humans. *Nature Protocols*, 5(3), 503-515.

Gordon, H. M., & Whitlock, H. V. (1939). A new technique for counting nematode eggs in sheep faeces. *Journal of the Council for Scientific and Industrial Research*, 12, 50-52.

Hansen, J., & Perry, B. (1994). *The Epidemiology, Diagnosis and Control of Helminth Parasites of Ruminants*. ILRAD.

Nielsen, M. K., Vidyashankar, A. N., Andersen, U. V., Delisi, K., Pilegaard, K., & Kaplan, R. M. (2010). Quantitative analysis of equine strongyle egg counts: Comparison of McMaster and mini-FLOTAC. *Veterinary Parasitology*, 174(1-2), 77-83.

Papadopoulos, E., Gallidis, E., & Ptochos, S. (2012). Anthelmintic resistance in sheep in Europe: A selected review. *Veterinary Parasitology*, 189(1), 85-88.

Rinaldi, L., Levecke, B., Bosco, A., Ianniello, D., Pepe, P., Charlier, J., & Cringoli, G. (2014). Comparison of individual and pooled faecal samples in sheep for the assessment of gastrointestinal strongyle infection intensity. *Veterinary Parasitology*, 205(3-4), 216-222.

Roeber, F., Jex, A. R., & Gasser, R. B. (2013). Advances in the diagnosis of key gastrointestinal nematode infections in livestock, with an emphasis on small ruminants. *Biotechnology Advances*, 31(8), 1135-1152.

Sloss, M. W., Kemp, R. L., & Zajac, A. M. (1994). *Veterinary Clinical Parasitology* (6th ed.). Iowa State University Press.

Soulsby, E. J. L. (1982). *Helminths, Arthropods and Protozoa of Domesticated Animals* (7th ed.). Baillière Tindall.

Taylor, M. A., Coop, R. L., & Wall, R. L. (2016). *Veterinary Parasitology* (4th ed.). Wiley-Blackwell.

Whitlock, H. V. (1948). Some modifications of the McMaster helminth egg-counting technique and apparatus. *Journal of the Council for Scientific and Industrial Research*, 21, 177-180.

FLOTAC

Becker, A. C., Kraemer, A., & Epe, C. (2016). Diagnostic methods for detecting gastrointestinal parasites in humans and animals. *Parasitology Research*, 115(7), 2431-2445.

Barda, B. D., Zepherine, H., & Rinaldi, L. (2013). Mini-FLOTAC and Kato-Katz: A comparative study for the diagnosis of soil-transmitted helminths. *Acta Tropica*, 128(3), 294-300.

Bosco, A., Maurelli, M. P., Rinaldi, L., & Cringoli, G. (2018). The FLOTAC technique for the diagnosis of soil-transmitted helminths. *PLoS Neglected Tropical Diseases*, 12(5), e0006391.

Cringoli, G. (2004). FLOTAC, a novel apparatus for a multivalent faecal egg count technique. *Parassitologia*, 46(1-2), 169-172.

Cringoli, G., Rinaldi, L., Maurelli, M. P., & Utzinger, J. (2010). FLOTAC: New techniques for copromicroscopic diagnosis of parasites in animals and humans. *Nature Protocols*, 5(3), 503-515.

Glinz, D., Silué, K. D., Knopp, S., Lohourignon, L. K., Yao, K. P., Steinmann, P., & Utzinger, J. (2010). Comparing diagnostic accuracy of Kato-Katz, Koga agar plate, ether-concentration, and FLOTAC for *Strongyloides stercoralis*. *PLoS Neglected Tropical Diseases*, 4(7), e754.

Knopp, S., Mgeni, A. F., Khamis, I. S., Steinmann, P., Stothard, J. R., & Rollinson, D. (2008). Diagnosis of soil-transmitted helminths in the era of preventive chemotherapy. *Acta Tropica*, 108(3), 263-270.

Levecke, B., Rinaldi, L., Charlier, J., Maurelli, M. P., Bosco, A., Vercruysse, J., & Cringoli, G. (2012). The Mini-FLOTAC technique for the diagnosis of helminths and protozoa in human and veterinary medicine. *Parasitology*, 139(10), 1269-1277.

Maurelli, M. P., Rinaldi, L., Alfano, S., Pepe, P., Bosco, A., Cringoli, G., & Utzinger, J. (2014). Mini-FLOTAC for the diagnosis of intestinal parasites in children. *Transactions of the Royal Society of Tropical Medicine and Hygiene*, 108(6), 371-377.

Nicolay, S., & Brooker, S. (2010). FLOTAC: A future standard for parasitological diagnosis? *Trends in Parasitology*, 26(11), 549-555.

Rinaldi, L., & Cringoli, G. (2014). Parasitological diagnosis in veterinary medicine: The FLOTAC and Mini-FLOTAC techniques. *Veterinary Parasitology*, 199(1-2), 3-7.

Rinaldi, L., Levecke, B., Bosco, A., Ianniello, D., Pepe, P., Charlier, J., & Cringoli, G. (2014). Comparison of individual and pooled faecal samples for assessment of gastrointestinal strongyle infection intensity. *Veterinary Parasitology*, 205(3-4), 216-222.

Utzinger, J., Rinaldi, L., Lohourignon, L. K., Rohner, F., Zimmermann, M. B., Tschannen, A. B., & Cringoli, G. (2008). FLOTAC: A new sensitive technique for the diagnosis of hookworm infections in humans. *Transactions of the Royal Society of Tropical Medicine and Hygiene*, 102(1), 84-90.

WHO. (2020). *Bench Aids for the Diagnosis of Intestinal Parasites*. World Health Organization.

Zajac, A. M., & Conboy, G. A. (2012). *Veterinary Clinical Parasitology* (8th ed.). Wiley-Blackwell.

Método de Kato-Katz

Cringoli, G., Rinaldi, L., Maurelli, M. P., & Utzinger, J. (2010). FLOTAC: new multivalent techniques for qualitative and quantitative copromicroscopic diagnosis of parasites in animals and humans. *Nature Protocols*, 5(3), 503-515.

De Vlas, S. J., & Gryseels, B. (1992). Underestimation of *Schistosoma mansoni* prevalences. *Parasitology Today*, 8(8), 274-277.

Katz, N., Chaves, A., & Pellegrino, J. (1972). A simple device for quantitative stool thick-smear technique in schistosomiasis mansoni. *Revista do Instituto de Medicina Tropical de São Paulo*, 14(6), 397-400.

Knopp, S., Mgeni, A. F., Khamis, I. S., Steinmann, P., Stothard, J. R., Rollinson, D., & Utzinger, J. (2008). Diagnosis of soil-transmitted helminths in the era of preventive chemotherapy: effect of multiple stool sampling and use of different diagnostic techniques. *PLoS Neglected Tropical Diseases*, 2(11), e331.

Levecke, B., Behnke, J. M., Ajjampur, S. S. R., Albonico, M., Ame, S. M., Charlier, J., ... Vercruysse, J. (2011). A comparison of the sensitivity and fecal egg counts of the McMaster egg counting and the Kato-Katz thick smear method for soil-transmitted helminths. *PLoS Neglected Tropical Diseases*, 5(6), e1201.

Montresor, A., Crompton, D. W. T., Hall, A., Bundy, D. A. P., & Savioli, L. (1998). *Guidelines for the Evaluation of Soil-Transmitted Helminthiasis and Schistosomiasis at Community Level*. WHO.

Nikolay, B., Brooker, S. J., & Pullan, R. L. (2014). Sensitivity of diagnostic tests for human soil-transmitted helminth infections: a meta-analysis in relation to intensity of infection. *PLoS Neglected Tropical Diseases*, 8(1), e2627.

Speich, B., Utzinger, J., Marti, H., & Ame, S. M. (2015). Comparison of the Kato-Katz method and FLOTAC for soil-transmitted helminths. *Transactions of the Royal Society of Tropical Medicine and Hygiene*, 109(10), 658-667.

Verweij, J. J. (2014). Application of PCR-based methods for diagnosis of intestinal parasitic infections in the clinical laboratory. *Parasitology*, 141(14), 1863-1872.

Utzinger, J., Rinaldi, L., Lohourignon, L. K., Rohner, F., Zimmermann, M. B., Tschannen, A. B., ... Cringoli, G. (2008). FLOTAC: a new sensitive technique for the diagnosis of hookworm infections in humans. *Transactions of the Royal Society of Tropical Medicine and Hygiene*, 102(1), 84-90.

Ziegelbauer, K., Steinmann, P., Zhou, H., Du, Z. W., Jiang, J. Y., & Utzinger, J. (2011). Self-rated quality of life and school performance in relation to helminth infections: case study from China. *Parasitology*, 138(12), 1563-1571.

Lecturas recomendadas

Energía por biomasa en América Latina (Angie Ortega y Oscar Silva)

Clínica, ubicación anatómica y energética de los pares biomagnéticos (Francisco Mena Flores)

Develando las respuestas físicas-biogeoquímicas del recurso Argopecten purpuratus en la reserva marina de Chile: La Rinconada (Miguel Avendaño Díaz)

Tratamiento de las fracturas y sus complicaciones por fijación externa descartable (Alfredo Aybar Montoya)

CADUCEUS

www.ingramcontent.com/pod-product-compliance
Lightning Source LLC
LaVergne TN
LVHW051121051026
849532LV00004BB/1619